Elna-Margret zu Bentheim und Steinfurt

SKIN SECRETS

Elna-Margret zu Bentheim und Steinfurt

SKIN SECRETS

Haut & Haar pflegen
mit Essenzen & Ölen aus der Küche

KOMPLETTMEDIA

Originalausgabe

1. Auflage 2017
© Verlag Komplett-Media GmbH
2017, München/Grünwald
www.komplett-media.de
ISBN Print: 978-3-8312-0443-4
Auch als E-Book erhältlich

Hinweis: Das vorliegende Buch ist sorgfältig erarbeitet worden. Dennoch erfolgen alle Angaben ohne Gewähr. Weder Autoren noch Verlag können für eventuelle Nachteile oder Schäden, die aus den im Buch gegebenen Hinweisen resultieren, eine Haftung übernehmen.

Umschlaggestaltung: X-Design München
Lektorat: Julia Feldbaum, Augsburg
Satz und Layout: Daniel Förster, Belgern
Druck: COULEURS Print & More, Köln
Foto Titelseite: © Christian Geisselmann – http://christiangeisselmann.com
Printed in the EU

Inhalt

Beauty's Little Helpers

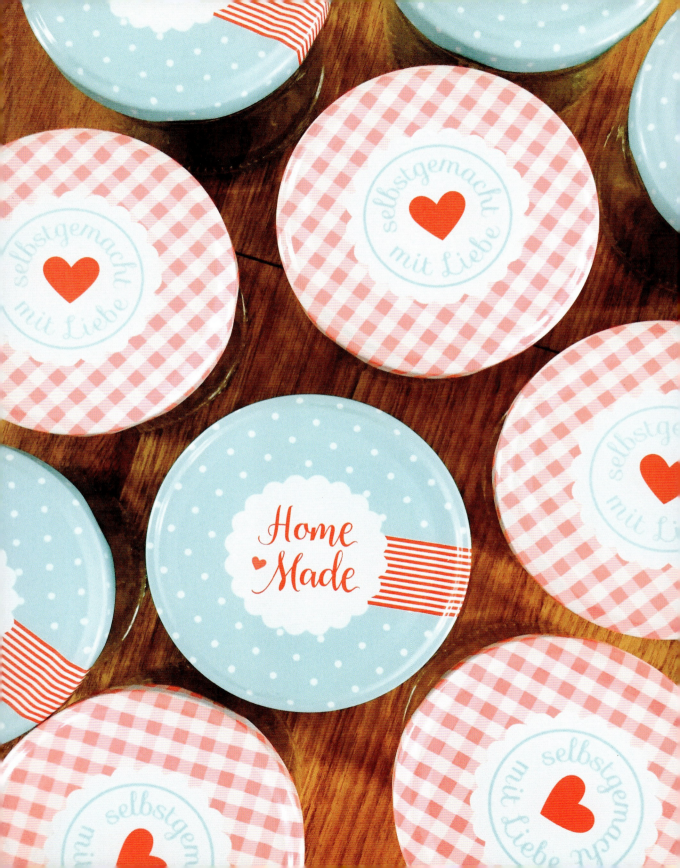

Warum Naturkosmetik?

Wie alles anfing

Als ich klein war, war ich ein richtiges Oma-Kind. Ich liebte es, nach der Schule zu ihr zu fahren und ihr bei den diversen Arbeiten im Haus zu helfen. Meistens irgendetwas in der Küche. Dann kochten wir zum Beispiel Obst aus dem eigenen Garten ein oder vakuumierten Lebensmittel für die Gefriertruhe. Oder sie backte was Feines, und ich durfte Vorkoster sein.

Am Tollsten fand ich es aber, wenn sie den Speicher des alten Hauses aufräumte und ich dann überall herumstöbern durfte. Aus Kindersicht ist der Dachboden ein wahrer Fundus: Kleider aus alten Zeiten, Schuhe und vergilbte Bücher. Überhaupt war das immer eine kleine Zeitreise in Omas Jugend. Ich weiß noch, wie ich für eine Schulaufführung Omas altes Hochzeitskleid trug, um einen Engel zu spielen. Da stapfte ich in dem viel zu großen Kleid mit den viel zu großen Pumps auf und ab und fand es herrlich!

Eines Tages entdeckte ich hinter einer alten Spielzeugkiste eine ganze Ladung verstaubter Bücher. Als ich sie mir genau ansah, war da eines dabei, worauf ich das Wort »Kosmetik« lesen konnte. Mein Herz fing sofort an schneller zu schlagen, und meine Neugier war geweckt.

Das Buch war groß und ziemlich dick und in einen hellblauen Leinenstoff gebunden. Das Jahr, 1935, konnte man auch noch ganz gut darauf lesen. Ich schlug das Buch auf und sah lauter Texte mit Zeichnungen. Bei genauerem Hinsehen waren es alles Rezepte für die Schönheit. Das fand ich natürlich interessant!

Ich – ganz das junge Mädchen – griff es mir und trug es zu meiner Oma nach unten. Sie schnibbelte gerade Gemüse fürs Mittagessen.

Als ich sie fragte, was das für ein Buch sei, lachte sie und sagte, das wäre in ihrer Jugend die »Bibel der Schönheit« gewesen. So hätte sie gelernt, wie man sich pflegt und hübsch zurechtmacht und worauf es nun mal ankäme, wenn man dem anderen Geschlecht gefallen wolle.

Ich nahm das Buch mit nach Hause. Und was soll ich Ihnen sagen? In diesem Buch standen die tollsten Tipps über Pflege und Schönheit drin, die ich jemals gehört hatte!

Ich lernte, dass Rizinusöl die Wimpern wachsen lässt und Tonerde gegen unreine Haut hilft. Dass man mit Zitronensaft helle Strähnen ins Haar zaubern kann und dass Quark ein toller Haut-Allrounder ist.

Rezepte aus alten Zeiten

Gut, ich war damals zwölf Jahre alt! Aber ich kann mich noch ganz genau daran erinnern, wie sehr ich mich darüber freute, dass ich all die Zutaten für die Schönheitsrezepte praktisch in unserer Küche fand! Außer das Rizinusöl – das musste meine Mutter in der Apotheke bestellen.

Ich weiß gar nicht, ob es Bücher in dieser Form heute noch gibt, aber hier waren die kompletten Abläufe weiblicher Hygiene und Schönheitsrituale aufgeschrieben. Vom Augenbrauenzupfen bis zum wöchentlichen Milchbad. Für mich ein wahrer Schatz. Zwar kamen die Inhalte aus einer anderen Zeit, aber ich lernte viel und musste nicht (ganz peinlich) meine Mutter fragen. Es war mein Einstieg in die Kosmetikwelt – und das Fundament für mein Wissen heute.

Meine erste Quarkmaske machte ich also mit zwölf Jahren –, immer sonntags nach einem Milchbad – so wie es in dem alten Schinken geschrieben stand! Diese Prozedur wurde zu einer Art Ritual und einem festen Bestandteil dieses Wochentags.

Bis heute habe ich die genialen Rezepte aus Omas Tagen nicht vergessen und ziehe sie so manchem Hightechprodukt vor.

Und ich werde immer wieder auf meine schöne Haut angesprochen!

Nachdem mein erstes Buch, *Anti Aging Food*, so erfolgreich angelaufen war und mir der Verlag ein zweites Projekt anbot, war das Thema »Hautgeheimnisse« mein erster Gedanke.

Die Rezepte mit Ihnen zu teilen und Sie darauf aufmerksam zu machen, dass wir viele tolle Helferlein zum Greifen nah im Küchenschrank haben … das war mein Wunsch!

Ich dachte ja immer, dass jede Frau ihr ganz eigenes Naturrezept-Repertoire hat – dem ist aber nicht so. Bei der Umfrage im eigenen Bekannten- und Freundeskreis musste ich mit Entsetzen feststellen, dass kaum eine Freundin je eine Quarkmaske gemacht hatte! Dabei ist sie doch der absolute Knaller für unser Gesicht!!

Im Gegenteil. Alle winkten ab: Das sei alles viiiiiel zu wollsockig!

Hier geht es mir in keinster Weise darum, Sie in der Hinsicht zu bekehren, dass Sie ab sofort nur noch in der Küche stehen, um irgendetwas zusammenzubrauen und zu mixen, und nie wieder Kosmetik einkaufen. Nein, ich möchte nur den Staub von etwas herunterpusten, was schon immer da war, nur leider in Vergessenheit geraten ist – in unserer »Ich-nehme-für-alles-'ne-Pille-Gesellschaft«.

Sehen Sie es als bereicherndes Wissen. Es bleibt Ihre ganz persönliche Wahl, ob und wann Sie etwas für sich und Ihr Wohlbefinden verwenden. Ich möchte nicht, dass Sie »entweder oder« sagen müssen. »Mischen« ist das Zauberwort. Damit meine ich eine Kombination aus Hightechpflegeserien und Naturkosmetik. Es funktioniert! Und ich bin das beste Beispiel dafür!

Es geht mir darum, eine Bewusstsein für die Vielseitigkeit, die uns unsere moderne Zeit ermöglicht, zu entwickeln.

Was die Ernährung angeht, so hat sich in den letzten Jahren viel getan. Es scheint doch so, als würden auf einmal alle nur noch Bioprodukte einkaufen und einmal in der Woche einen veganen Tag einlegen, oder?

Aber was ist mit unserem größten Organ, der Haut? Da schauen wir ganz genau, was wir essen, machen uns aber kaum die Mühe, einmal zu hinterfragen, was eigentlich in den Produkten drin ist, die wir uns tagtäglich auf die Haut schmieren.

Bestimmte Inhaltsstoffe, wie Silikone, Parabene und Erdölerzeugnisse in konventionellen Produkten, sind durchaus gesundheitsschädlich und werden sogar mit Krebs, Asthma und anderen Erkrankungen in Verbindung gebracht. Dazu kommt, dass wir unsere Körperhaut unter Chemikalien ersticken, die die Wäsche weicher, duftender und glatter machen. Und das alles Tag für Tag. Und was ist mit Tierversuchen? Hätten die Labore Glaswände, wäre es in mancher Parfümerie menschenleer ...

Nun, ich weiß, das ist ein großes Thema. Und daran möchte ich mich gar nicht versuchen. Das überlasse ich den Profis.

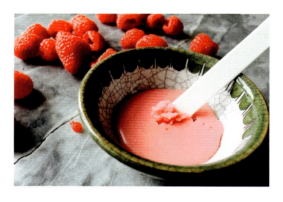

Was ich aber kann, ist, Ihnen auf den nachfolgenden Seiten meine besten, selbst getesteten und heiß geliebten »Skin Secrets« zu verraten. Wenn Sie die kennen, werden Sie beim nächsten Einkauf in der Drogerie vielleicht daran denken, dass Sie das ein oder andere auch ganz einfach selbst zaubern können. Zum Teil sogar mit Resten aus Ihrer ganz alltäglichen Nahrung!

Rätselraten auf dem Etikett

In der Research-Phase meines ersten Buchs, was ja von gesunder Ernährung handelt, stand ich ewig in den Supermärkten und Bioläden herum, um genau zu studieren, was auf den Produktetiketten stand. Ich wollte alles wissen: Herkunft, Anbau, Produktion und Lagerung. Wenn ein Produkt mehr als fünf Zutaten hatte, lehnte ich es schon ab. Wenn etwas draufstand, was ich nicht kannte, kaufte ich es nicht. Ich betrieb und betreibe schlicht viel Aufwand, um so »clean« wie möglich zu essen, und ich liebe es. So weit, so gut.

Irgendwann kam da automatisch der Gedanke daran, was eigentlich alles in den Kosmetika drin ist, die ich oft benutze. Ich glaube, es war beim Zähneputzen: Ich schaute mich in unserem Badezimmer um. Tiegel, Dosen, Fläschchen, wohin das Auge reichte. Diese Produkte hatte ich noch nie genau gecheckt!

Die schönen Verpackungen und ihre Werbeversprechen verführen uns zum Kauf. Doch sollten wir uns nicht vielmehr für deren Inhalte und die einzelnen Bestandteile interessieren?

Wenn man hinten draufschaut, versteht man als Otto Normalbürger nur Bahnhof. Meine Ingredienzienregel konnte ich da

wohl vergessen! Ich muss ehrlich gestehen, dass ich mir bis dahin nie wirklich Gedanken über die Inhaltsstoffe meiner Pflegeprodukte gemacht hatte – was also genau drin ist in den Dingen, die ich tagtäglich benutze. Duschgel, Shampoo, Conditioner, Haarspray, Bodylotion, Zahnpasta, Parfüm, Creme, Deo, Make-up, Glättungsspray, Haarfarbe und vieles mehr. Ich war so mit meiner Ernährung beschäftigt, dass ich gar nicht darauf geachtet hatte, wie viel Bedenkliches wir auch über die Haut in den Körper schleusen – unbewusst natürlich.

Ich dachte wie die meisten von Ihnen: Man kauft ein Markenprodukt, gibt also viel Geld aus, und dann wird es schon gut sein!

Die Zutatenlisten vieler Produkte im Handel (und in auch meinem Bad) lesen sich wie Chemiewörterbücher. Ich habe ein paar Begriffe gegoogelt und mit Erschrecken festgestellt, dass viele dieser Stoffe als krebserregend gelten und sogar hormonähnliche Eigenschaften aufweisen.

Zwar sind die Dosen jeweils gering, aber wenn man bedenkt, dass man ja nicht nur das Duschgel benutzt, sondern danach auch noch die Lotion und das Deo, dann dämmert einem, was für ein absurder Cocktail da jeden Tag über die Haut in den Körper gelangt.

Und genau da liegt meiner Meinung nach das Problem. Diese Minidosierungen, die in den einzelnen Produkten drin sind, sind völlig legal! Die Hersteller werden dafür nicht bestraft. Schließlich machen die »bösen« Stoffe haltbar, parfumieren ein Produkt oder geben die richtige Konsistenz.

Umgekehrt ist es so, dass man als Naturkosmetikhersteller die hochwertigsten und nachhaltigsten Produkte nur dann unbegrenzt verkaufen kann, wenn eine bestimmte Zertifizierung vorliegt. Und diese ist so teuer, dass sich das kaum ein junges Unternehmen leisten kann.

Diese Vorstellung gab mir kein gutes Gefühl, und ich begriff, dass es längst nicht nur um die Ernährung ging. Schließlich ist die Haut unsere größtes Organ!

Man sollte also gar nicht mehr über »Clean Eating« sprechen, sondern über »Clean Living«.

Das Thema arbeitete in mir. Ich erinnerte mich an früher, an Gespräche mit meiner Oma und an Tipps von sämtlichen weiblichen (älteren) Familienmitgliedern in Sachen Schönheit. Jede hatte ihr ganz eigenes Geheimnis und das »beste Rezept«. Und alles bestand aus Produkten, die man auch hätte essen können.

Wo ist das ganze Wissen geblieben? Klar, es gibt mittlerweile auch viele Naturkosmetikmarken. Mit dem wachsenden Interesse an Gesundheit und Nachhaltigkeit ist auch die Nachfrage nach »Biokosmetik« gestiegen. Aber auch hier: Wenn man die Etiketten checkt, kommen doch bei manchen Anbietern und Produkten Fragen auf, wie natürlich das Produkt wirklich ist. Die Werbeversprechen sind groß und schillernd. Aber wie viel Natur steht dahinter? Wir sind ja nicht dabei, wenn die Produkte gemischt werden, oder?

Während meiner Recherche für das Buch bin ich leider auf zahlreiche Artikel gestoßen, die genau das infrage stellen. In echter Naturkosmetik dürfen letztlich nur Inhaltsstoffe enthalten sein, die auf pflanzlicher Basis hergestellt sind. Um sich dessen wirklich hundertprozentig sicher zu sein, scheint mir nur eine Lösung plausibel: Kosmetik selbst herstellen!

Do it yourself!

Ich dachte weiter. Was ist Naturkosmetik eigentlich? Ich recherchierte und fand nichts Genaues. Denn der Begriff ist nicht geschützt. Da beißt sich die Katze in den Schwanz!

Nur gut, dass es da bereits eine große Community gab, wo man sich inspirieren lassen konnte und man ermuntert wurde, alle möglichen tolle Produkte selbst zu machen. Ich habe es ausprobiert. Und bin begeistert!

Es ist ein so wunderbares Gefühl, genau zu wissen, was in der Creme, dem Balsam oder der Maske drin ist. Eine magische Transparenz hat Einzug in mein Leben gefunden. Zwar benutze ich immer noch einige gekaufte Produkte, aber es sind solche, die nicht direkt mit der gesamten Haut in Berührung kommen. Seitdem ich keine Bodylotions mit schädlichen Konservierungsmitteln, Parabenen, synthetischen Duftstoffen etc. mehr benutze, ist meine Haut förmlich erblüht. Außerdem ist das wie mit dem Start in die gesunde Ernährung – ein kleiner Schritt oder eine geringe Maßnahme ist besser als nichts!

Zudem ist Naturkosmetik so unglaublich einfach herzustellen! Ich glaube, das realisieren die wenigsten Menschen. Mit ein paar Zutaten kann man schon viele Pflegeprodukte für sich und die Familie selbst machen. Denken Sie auch an die Möglichkeit des Verschenkens! Das kommt richtig gut an.

Ein weiteres wichtiges Argument für DIY-Kosmetik ist die Frische der Produkte. Wenn man die Tiegel im Handeln kauft, weiß man ja nie, wann die Creme eigentlich hergestellt wurde.

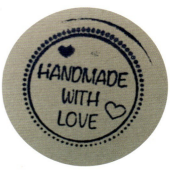

Da sich die Haut während des Lebens konstant verändert, hat man mit der selbst gemachten Skincare stetig die Chance, direkt darauf zu reagieren. Wenn ich gestresst bin, mache ich eine andere Maske als nach einem Langstreckenflug …Außerdem eignet sich die selbst hergestellte Kosmetik, abgefüllt in schönen Behältnissen, wunderbar zum Verschenken. Meine selbst gemachten Badekugeln sind der absolute Renner und das ideale Mitbringsel für Freunde und Familie. Und sogar mein Sohn ist ganz heiß auf die sprudelnden Wunderkugeln.

Glamour kann so grün sein!

Ich selbst finde das Thema Nachhaltigkeit sehr wichtig – wir alle tragen Verantwortung für die Welt von morgen. Ich benutze für meine selbst gemachten Produkte immer wieder Glasbehälter und Tiegel, die ich viele Male verwenden kann, es fällt auch kein Verpackungsmüll an wie beim Kaufen. Dies ist ein kleiner Schritt. Aber wenn wir alle kleine Schritte machen, bedeutet das einen großen Fußabdruck für die Umwelt. Apropos Verpackung: Ist Ihnen aufgefallen, dass Bio-Skincare immer recht unscheinbar daherkommt? Nun, tolle Tiegel und Flakons designen zu lassen ist teuer, eine Werbekampagne auch – bei vielen Industrieprodukten, die wir aus der Drogerie kennen, ist das Marketing teurer als die Herstellung des Produkts selbst. Müsste es nicht umgekehrt sein?

Dann ist DIY auch ein günstiges und sehr befriedigendes Hobby. Einmal eingekauft, reichen Öle, Butter und Wachse für sehr viele schöne Dinge, und es macht mir jedes Mal großen Spaß, in der Küche herumzuexperimentieren und mit meinen Händen zu arbeiten – und am Ende das tolle Ergebnis zu spüren und zu riechen.

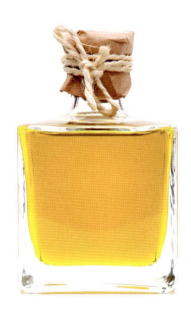

Zu guter Letzt noch zu meinem Lieblingsstichwort »Green Glamour« – schauen Sie sich mein Buch an. Ist das etwa wollsockig? Meinen Sie, ich bin eine langweilige Tante im Filzlook? Nein – alles nur Vorurteile! Denn wie Sie sehen, kann »Do it yourself« sexy und glamourös daherkommen. Sie können sich kreativ ausleben und die Verpackungen Ihrer Produkte selbst liebevoll gestalten und sogar den Duft festlegen – am Ende spricht die Wirkung dann für sich!

Sie sehen, es gibt viele tolle Argumente für »Do it yourself« in Sachen Skincare. Ich hoffe, ich habe Sie so richtig angefixt mit dem Thema! Legen Sie los mit dem Ausprobieren! Wer sich als kompletter Themenneuling noch nicht so ganz traut, fängt am besten mit den einfachsten Rezepten an. Sie werden sehr schnell ein Gefühl dafür bekommen.

Ich bin mir sicher, das ein oder andere Produkt aus dem Handel kommt nicht mehr in Ihre Einkaufstasche!

Viele Wohlfühlmomente, neue Hauterfahrungen und inneres Leuchten mit »Skin Secrets« wünscht Ihnen

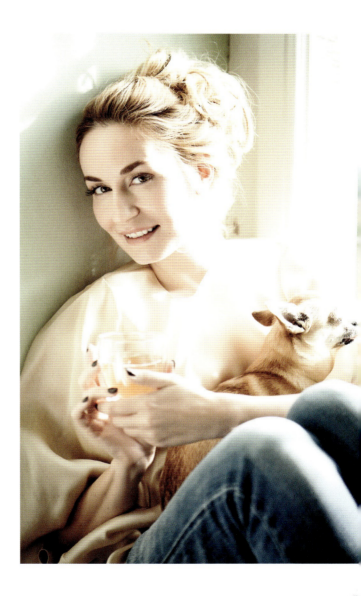

PS: Über Anregungen, Feedback und konstruktive Kritik freue ich mich immer: www.elna-margret-zu-bentheim.com.

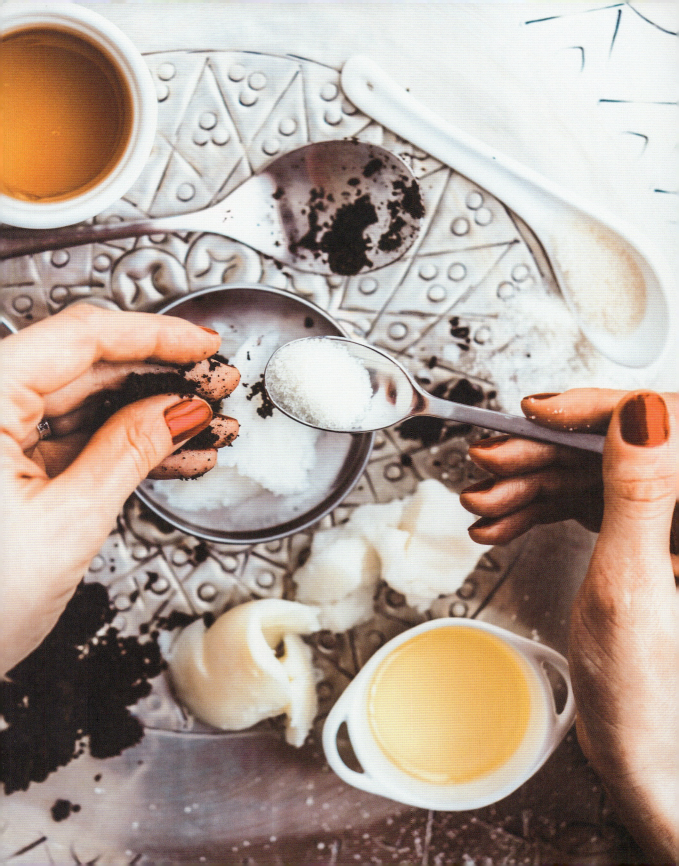

Basiswissen

Hygiene

Der Ort, an dem Sie Ihre eigenen Produkte herstellen, wird wohl Ihre Küche sein. Stellen Sie sicher, dass der Arbeitsbereich und alle Werkzeuge, Schüsseln und Utensilien sauber sind. Hygiene ist sehr wichtig, da wir kaum Konservierungsmittel verwenden. Deshalb müssen Sie so keimarm wie möglich arbeiten. Tun Sie das nicht, werden Sie merken, dass Ihre Produkte schneller verderben, ranzig werden und zu oxidieren beginnen.

Hierzu einige Tipps:

* Wischen Sie die Arbeitsfläche, Schneidebretter oder Ähnliches vor Beginn mit 70-prozentigem Ethanol ab. Das gibt es in Apotheken.

* Töpfe und Spatel können ebenfalls damit besprüht werden.

* Da Sie viele Glasbehältnisse mehrmals benutzen werden, rate ich Ihnen, diese nach der normalen Reinigung in der Spülmaschine vor jeder Neubefüllung im Backofen bei 120 °C für 15 Minuten zu sterilisieren.

* Waschen Sie Ihre Hände gründlich!

* Legen Sie sich vorab alle Dinge bereit, die Sie benötigen.

* Halten Sie immer einen frischen Lappen und Küchentücher parat.

Da selbst gemachte Kosmetik nur begrenzt haltbar ist, hier meine Tipps für den optimalen Umgang damit und die Lagerung:

* Stellen Sie immer kleine Mengen frisch her. In meinen Rezepten finden Sie häufig Angaben über die Haltbarkeit.

* Benutzen Sie jeweils die kleinstmöglichen Gefäße (Glas eignet sich eigentlich am besten) – so bleibt wenig Platz für Luft.

* Schließen Sie das Gefäß sofort nach Gebrauch wieder. Geöffnet können Keime eindringen.

* Lagern Sie die Produkte möglichst kühl. Also nicht auf der Fensterbank bei Sonnenbestrahlung oder gar in der Nähe der Heizung!

* Entnehmen Sie Creme nur mithilfe eines sauberen Spatels (gilt generell für jede Kosmetik!) – das erhöht die Lebens- und Frischedauer enorm.

* Sollte etwas komisch riechen oder seine Konsistenz verändern, gilt: Weg damit und neu herstellen!

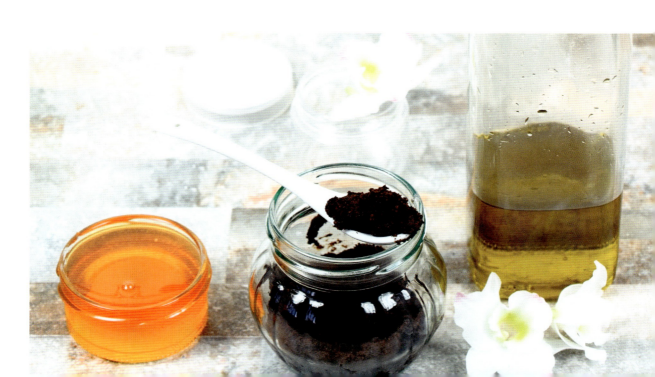

Die Rohstoffe

Das Tolle an selbst gemachter Naturkosmetik ist, dass man es nur mit Zutaten zu tun hat, die man auch essen könnte!

Basisöle

Basisöle sind sogenannte Trägeröle, also eine Art Fundament des jeweiligen Rezepts. Sie sind in den von mir genannten bzw. empfohlenen Onlineshops erhältlich – in nativer, kalt gepresster Variante oder in raffinierter. Das kalt gepresste Öl ist immer naturreiner, geruchsintensiver, und es sind noch alle wertvollen Stoffe enthalten. Es ist aber wesentlich kürzer haltbar. Sie sollten es deshalb zunächst in kleinen Mengen bestellen, um zu sehen, ob es Ihnen zusagt. Die raffinierten Öle werden mittlerweile schonender erhitzt und verlieren nur wenig an Wirkstoffen, sind dafür aber länger haltbar. Ich würde sagen, da scheiden sich am Ende die Geister, und Sie sollten die Öle wählen, mit denen Sie am besten klarkommen.

Wichtig: Bitte erwärmen Sie die Öle immer nur schonend über dem Wasserbad. Niemals in der Mikrowelle oder direkt erhitzen!

* Aprikosenkernöl: Es ist geeignet für sensible, empfindliche und trockene Haut und für die Babypflege.

* Arganöl (bitte ungeröstetes nehmen): Arganöl weist von allen Ölen den höchsten Anteil an Vitamin E auf. Toll für Anti-Falten-Cremes, bei reifer, trockener Haut, Schuppenflechte, aber auch bei Hautproblemen wie Neurodermitis und Akne. Es hat einen sehr speziellen Eigengeruch.

* Avocadoöl: Es ist für alle Hauttypen gut verträglich, hat einen hohen Biotingehalt, erleichtert anderen Wirkstoffen das pflegende Eindringen in die Haut und erhöht so die Wirksamkeit eines Rezepts; das kalt gepresste Öl hat allerdings einen starken Eigengeruch, den viele als unangenehm empfinden.

* Distelöl: Das Öl enthält viele Vitamine, hat einen hohen Anteil (80 Prozent) an Linolsäure – heilt somit gerade entzündete Haut, zieht schnell ein und glänzt nicht, ist für fettige und Mischhaut sehr geeignet.

* Jojobaöl: Es ist eigentlich ein Wachs, verdirbt deshalb nicht wie Öle, ist gut verträglich, dringt tief in die Haut ein und beugt Faltenbildung vor.

* Kokosöl: Das Öl zieht schnell ein, ist feuchtigkeitsspendend, fettet gut nach und eignet sich gut für angegriffene Haut. Es ist das Multitalent unter den Basisölen.

* Mandelöl: Das Öl ist eines der wertvollsten Pflanzenöle, voller B-Vitamine, für jeden Hauttyp, auch für Säuglinge geeignet; es wirkt stark hautberuhigend.

* Olivenöl: Es ist toll bei rauer, schuppiger Haut und zieht nur langsam ein.

* Sesamöl (bitte das ungeröstete nehmen): Es wirkt entschlackend, ist als Massageöl geeignet, steckt voll mit Antioxidantien, ist durchblutungsfördernd und ein echtes Detox-Öl.

* Traubenkernöl: Das Öl wirkt leicht konservierend, ist reich an Antioxidantien, reguliert den Talgfluss, fettet nicht, zieht schnell ein und ist für reife und für Mischhaut geeignet.

* Weizenkeimöl: Es ist reichhaltig, pflegt intensiv, festigt das Gewebe, hält elastisch, ist für Schwangere wunderbar geeignet, wirkt hautverfeinernd – es hat einen starken Eigengeruch.

Ätherische Öle

Ätherische Öle werden auch als »Seele der Pflanzen« bezeichnet, da in ihnen die Essenz ihrer aktiven Wirkstoffe steckt. Gewonnen werden sie mittels Wasserdampfdestillation aus den Blüten und Blättern, Schalen oder Wurzeln der Pflanzen. Ätherische Öle wirken einerseits über ihren Duft auf das limbische System des Gehirns und können dort z.B. die Stimmung und die Gefühle beeinflussen. Auf die Haut oder Schleimhäute aufgetragen, können ätherische Öle die Hautschichten durchdringen und sowohl auf der Haut als auch im Körper ihre Wirkung entfalten. Je nach Sorte wirken ätherische Öle z.B. antibakteriell, antiseptisch, antiallergisch, antiviral oder antimikrobiell. Sie helfen gegen Pilze, sind entzündungshemmend, zellregenerierend oder schmerzstillend, fördern die Wundheilungsprozesse und lösen Blutergüsse auf.

Wichtig ist beim Einsatz der ätherischen Öle, dass man sie nicht zu heiß verwendet und immer erst in der Abkühlphase, quasi als Letztes, dazugibt – und sparsam dosiert!

* Grapefruitöl: Es duftet herrlich frisch und eignet sich sehr gut als Waffe gegen Cellulite, weil es straffend wirkt. Man kann es auch sehr gut bei Hautunreinheiten einsetzen.

* Lavendelöl: Es schenkt schnelle Entspannung, wenn der Alltagsstress wieder einmal überhandnimmt. Dazu einfach ein paar Tropfen Lavendelöl auf die Schläfen reiben. Wer abends schlecht einschlafen kann, sollte ebenfalls auf dieses ätherische Öl setzen. Im Idealfall als Badezusatz kurz vor dem Schlafengehen oder als Duftlampe neben dem Bett.

* Lemongras- und Orangenöl: Im Kampf gegen Cellulite und unschöne Dehnungsstreifen sind sie die perfekten Helfer. Beide haben eine stark durchblutungsfördernde Wirkung auf das Bindegewebe und straffen nachweislich die

Haut. Das Öl am besten morgens direkt nach der Dusche auf die noch feuchte Haut einmassieren. Diese Extraminuten lohnen sich.

✳ Pfefferminzöl: Gerade in der kalten Jahreszeit erwischt es jeden früher oder später mit einer fiesen Erkältung. Das Pfefferminzöl ist das perfekte Hausmittel: Wer damit einmal täglich inhaliert, befreit die Atemwege und erleichtert das Abhusten. Und die Erkältung ist so schnell wieder weg, wie sie gekommen ist.

✳ Rosenöl: Das zarte Öl hat einen herrlichen Duft und wirkt regenerierend und harmonisierend.

✳ Rosmarinöl: Haarausfall ist ein ganz natürlicher Prozess, denn das Haar erneuert sich regelmäßig. Wenn es jedoch deutlich dünner wird und kaum noch nachwächst, sollte man auf eine gesunde, ausgewogene Ernährung (absolutes No-Go sind Crashdiäten) achten und auch die Schilddrüse untersuchen lassen. Als effektives Heilmittel eignet sich hier vor allem Rosmarinöl –

es stärkt das Haar und stellt seine natürliche Balance wieder her.

✳ Teebaumöl: Bei Pickeln und anderen Hautentzündungen hat sich Teebaumöl bewährt, da es eine stark entzündungshemmende, wundheilende und desinfizierende Wirkung hat. Um Hautirritationen vorzubeugen, sollte die Konzentration des Teebaumöls allerdings erst nach und nach erhöht werden – ein Tropfen auf die entzündete Stelle genügt. Falls Sie zu empfindlicher Haut neigen, sollten Sie Teebaumöl mit einem Trägeröl wie etwa Kokos- oder Mandelöl mischen. Das macht es noch verträglicher.

✳ Vanilleöl: Ätherische Öle können auch beim Detoxen (Entgiften) und Abnehmen helfen. Vanilleöl etwa wirkt wie ein natürlicher Appetitzügler. Außerdem führt der süße Duft zur vermehrten Ausschüttung des Glückshormons Serotonin. Da kann man sich ab jetzt die ein oder andere Tafel Schokolade – ohne drohende Entzugserscheinung – ganz leicht sparen!

Konsistenzgeber

Konsistenzgeber sind die Fette und Wachse, die Cremes, Balsam und Lotions andicken und sie schön streichfähig machen:

* Beerenwachs: Es ist die vegane Alternative zu Bienenwachs. Das Produktergebnis ist streichfähiger und weicher als mit derselben Menge Bienenwachs – und es hinterlässt keinen Film auf der Haut.

* Bienenwachs: Das Stoffwechselprodukt der Honigbiene bildet einen zarten Schutzfilm über der Haut und schützt sie so vor Witterungsbedingungen. Das Wachs führt spröder, trockener Haut wieder Feuchtigkeit zu.

* Mangobutter: Sie wird aus Mangokernen gewonnen und wird oft als Alternative zu Sheabutter verwendet, ist aber etwas leichter in der Konsistenz – für alle Hauttypen geeignet.

* Kakaobutter: Die Kakaobutter ist eine Pflanzenbutter, pflegt sehr intensiv und ist gut für trockene, gereizte und auch rissige Haut.

* Sheabutter: Sie wird aus der Nuss des Karité-Baums gewonnen. Die unraffinierte Butter hat einen starken Eigengeruch, die raffinierte Version hingegen nicht. Deshalb empfehle ich Ihnen, beide einmal auszuprobieren. Sie kann pur verwendet werden und hinterlässt eine wunderbar weiche Haut. In Cremes und Lotions wirkt sie als guter Konsistenzgeber. Kann auch bei Problemhaut eingesetzt werden.

Feuchtigkeitsspender

* Aloe vera: Sie ist ein toller Zusatz in Körperlotionen und kann auch pur verwendet werden. Wirkt kühlend, antibakteriell und repariert Zellschäden.

* Glyzerin: Es ist im Wesentlichen ein Zuckeralkohol, der Wasser in den Zellen bindet und so in der Haut behält. Hat eine leichte Konservierungsfunktion. Verwenden Sie Bioqualität!

* Honig: Er kommt oft in Gesichtsmasken und in der Lippenpflege zum Einsatz – Veganer ersetzen ihn durch Glyzerin.

* Ton und Heilerden: Die beiden bilden eine perfekte Basis für alle Reinigungsprodukte. Es gibt sie in diversen Ausführungen und Farben.

Konservierungsstoffe

Konservierung an sich ist manchmal notwendig, wenn man mit frischen Zutaten arbeitet. Ein sorgsam und sparsam eingesetztes Konservierungsmittel ist auf jeden Fall besser als ein mit Keimen und Schimmel durchzogenes Produkt.

* Vitamin E: Es wirkt antioxidativ, macht Öle haltbarer.

* Weingeist: Er unterdrückt zuverlässig die Keimbildung.

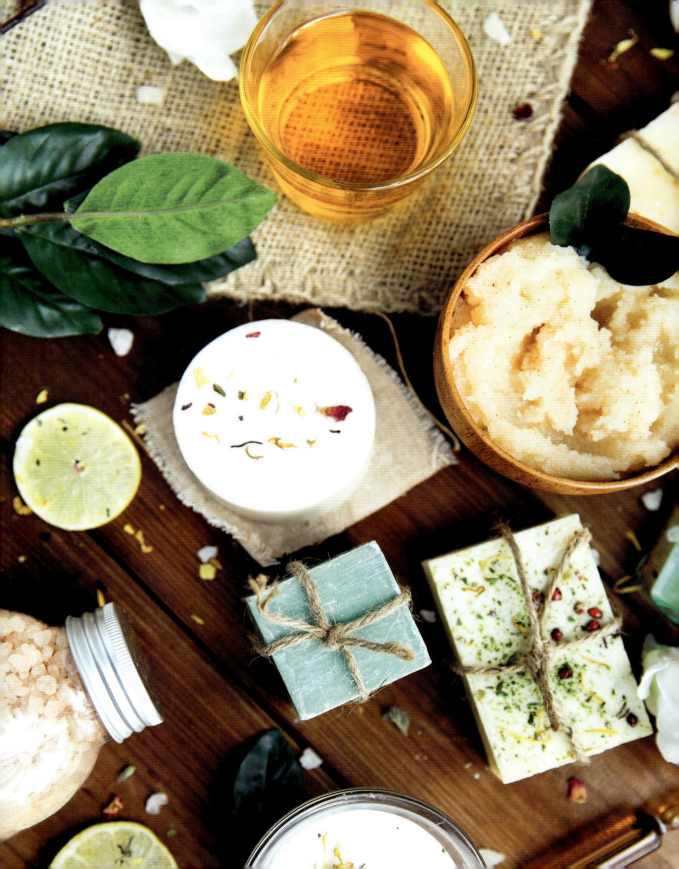

Beauty's Little Helpers –

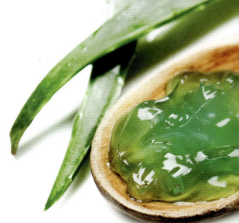

Das ABC der Schönheit

Ich finde es wichtig, dass Sie als Leser genau wissen, was wogegen hilft. Deshalb habe ich hier alle Zutaten, die ich in diesem Buch verwendet habe, alphabetisch sortiert für Sie zusammengestellt. Einfach zum Nachlesen!

Aloe-vera-Gel

Ich bin seit vielen Jahren Fan von Aloe-vera-Gel. Ich habe immer welches im Haus. Allerdings muss es hundertprozentiges sein und von biologischer Qualität.

Aloe vera hilft der Haut nicht nur, Feuchtigkeit zu bewahren, sondern wirkt auch antibakteriell und kühlend. Es hat eine Reparaturfunktion bei geschädigter Haut, wie zum Beispiel bei Sonnenbrand. Durch die kühlende Wirkung reduziert Aloe vera schnell Schwellungen und hat zudem die Eigenschaft, die Poren der Haut zu öffnen, damit auch andere Wirkstoffe eines Produkts besser eindringen und helfen können.

Die Aloe vera kann sowohl direkt auf die Haut aufgetragen werden als auch in Form von Hautgel Verwendung finden. Wer die Aloe vera aus dem eigenen Garten direkt anwenden möchte, schneidet einfach ein Blatt glatt ab und streicht das Gel und den Saft direkt auf die Haut.

Ananas

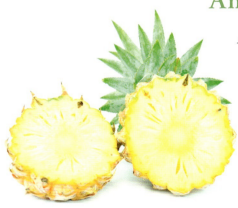

Ananas ist eine Frucht, die nicht nur innerlich, sondern auch äußerlich angewendet unserer Schönheit dient. Die Enzyme und die Fruchtsäure der Ananas bewirken, dass sich abgestorbene Hautzellen besser lösen, und sie regen die Zellerneuerung an.

Zum Beispiel kann man frischen Ananassaft als Tinktur benutzen, um Sonnen- und Altersflecken aufzuhellen bzw. sogar komplett verschwinden zu lassen.

Dafür einfach ein Wattepad mit dem frischen Saft tränken und damit großzügig über Gesicht und Dekolleté fahren – Augenpartie aussparen! Nach regelmäßiger Anwendung werden Sie Erfolge feststellen.

Aber auch in pürierter Form, als Maske aufgetragen, wirken die Stoffe der Ananas wahre Wunder auf der Haut. Sie machen sie feinporiger und lassen sie frischer aussehen.

Aprikosenkernöl

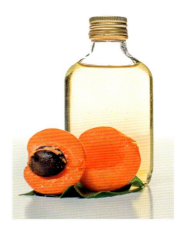

Aprikosenöl wird aus den Kernen der Aprikose gewonnen. Man unterscheidet zwischen kalt gepresstem und raffiniertem Öl. Das goldgelbe kalt gepresste Öl hat einen leichten Marzipanduft und wird in der Naturkosmetik gern eingesetzt. Das raffinierte Öl ist deutlich heller und flüssiger hinsichtlich der Konsistenz. Es ist auch meist geruchsneutral. Beide Öle sind gute Basisöle mit breitem Einsatzspektrum. Generell steht das raffinierte Öl dem kalt gepressten wirkstofftechnisch in nichts nach. Der einzige Unterschied ist die Haltbarkeit. Kalt gepresste Öle können wesentlich schneller verderben und bedürfen einer fachgerechten Lagerung. So verhält es sich mit allen Ölen. Deshalb wird einem oft angeraten, raffinierte Produkte zur eigenen Herstellung von Naturkosmetik zu benutzen. Da das Öl sehr gut einzieht und kein schweres Gefühl auf der Haut hinterlässt, werden Cremes mit Aprikosenöl als so angenehm empfunden. Das Öl spendet Feuchtigkeit, strafft das Gewebe und wirkt beruhigend. Auch in der Babypflege kann es gut angewendet werden.

Ebenso ist es auch geeignet für reife oder empfindliche Haut und pur als Make-up-Entferner auf der Augenpartie. Aprikosenöl ist reich an Enzymen. Generell ist dieses Öl für jeden Hauttyp geeignet. Besonders davon profitieren soll trockene, empfindliche Haut, die zu frühzeitigen Alterserscheinungen neigt.

Avocado

Der regelmäßige Genuss von Avocado kann die Beschaffenheit der Haut deutlich verbessern und uns richtig schön machen! Die Avocado ist neben den gesunden Fetten auch reich an Biotin. Das kommt Haaren und Nägeln besonders zugute. Sie besitzt zudem reichlich Vitamin A und E, was dafür sorgt, dass die Haut klarer und frischer erscheint und weniger anfällig für Akne und Unreinheiten wird.

Das Vitamin B_6 stärkt aber auch unser Nervenkostüm bzw. begünstigt einen erholsameren Schlaf.

Das alles macht die Avocado zu einer wahren Beauty-Bombe!

Ich empfehle eine halbe Avocado täglich! Tipp: Die andere Hälfte lässt sich ohne das lästige Braunwerden im Kühlschrank lagern, wenn Sie den Kern drinlassen!

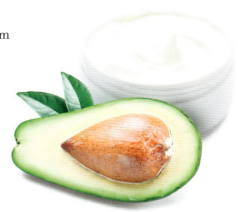

Avocadoöl

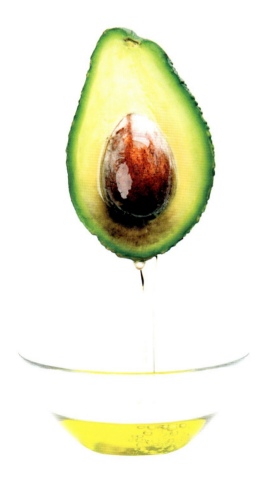

Es wird per Kaltpressung gewonnen und ist dann dunkelgrün und dickflüssig – mit dem signifikanten Geruch nach dem Fruchtfleisch der reifen Avocado. Avocadoöl wird von der Haut sehr schnell und gut absorbiert, es ist ein effizientes Träger- bzw. Basisöl mit weich machendem Effekt. Hierfür sorgt unter anderem das enthaltene Biotin. Es schützt nachhaltig vor Umwelteinflüssen und sorgt dafür, dass die Haut mehr Feuchtigkeit aufnehmen kann. Fältchen werden bei längerer Anwendung ausgeglichen, Hautschuppen gehören der Vergangenheit an. Außerdem lassen sich raue Ellbogen und Knie durch die Verwendung von Avocadoöl stark reduzieren.

Ein weiterer Pluspunkt dieses Öls ist, dass es die Eigenschaft hat, anderen Wirkstoffen den Weg in die Haut zu erleichtern. Damit erhöht sich natürlich auch das Wirkungspotenzial bei Rezepten mit Avocadoöl.

Da der starke Eigengeruch des Öls oft als unangenehm empfunden wird, kann man auch auf die raffinierte Version zurückgreifen. Avocadoöl in nativer Bioqualität ist auch zum Verzehr bestens geeignet – als gute Alternative zu Olivenöl.

Banane

Vielleicht fragen Sie sich jetzt, warum ich die Banane hier aufgeführt habe. Nun, sie kann wesentlich mehr, als nur als Snack für zwischendurch oder als Feuchtigkeitsspender in Muffins und Kuchen zu dienen: Sie steckt voller Biotin. Eine Banane täglich dient als dem Erhalt unseres jugendlichen Aussehens, denn Biotin macht strahlende Haut, glänzende Haare und starke Nägel.

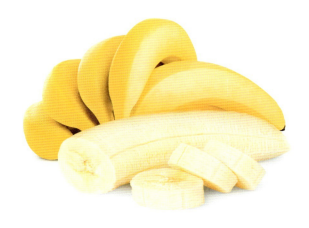

Gerade die unansehnlichen braunen Bananen, die wir alle regelmäßig in unserer Küche herumliegen lassen, haben in ihrem Zellstoff Enzyme, die die Hauterneuerung anregen, tote Hautzellen sanft entfernen und die Haut mit Feuchtigkeit versorgen. Deshalb ist die Banane eine gute Zutat für Masken und Packungen für Gesicht, Füße und Haare.

Tipp: Wenn Sie Probleme mit fettiger, glänzender Haut haben, probieren Sie einmal dieses Rezept: Eine Banane mit zwei Teelöffeln Zitronensaft vermischen und wie eine Maske aufs Gesicht auftragen. Die Säure aus dem Zitronensaft entzieht der Haut überschüssiges Öl, während das Vitamin C aus der Banane die Ölproduktion kontrolliert.

Beerenwachs

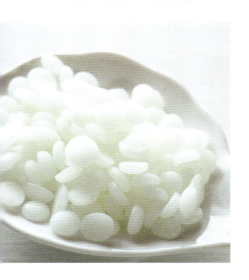

Beerenwachs gilt als vegane Alternative zum Bienenwachs. Die weiß-gelblichen Pellets duften wachsig und werden aus den Fruchtschalen des chinesischen Lacksumach gewonnen. Es schmilzt etwas schneller als Bienenwachs, etwa bei 52 °C.

In der Handhabung und die pflegenden Eigenschaften betreffend, ist es dem Bienenwachs fast ebenbürtig, es wird jedoch als wesentlich leichter empfunden. Cremes, Lipgloss und Bodybutter werden weniger klebrig und sind von der Konsistenz her dünner. Das fertige Produkt wird auch nicht so fest wie mit derselben Menge an Bienenwachs, sondern lässt sich fast schmelzend verstreichen. Ich benutze beide Wachse sehr gern.

Bienenwachs

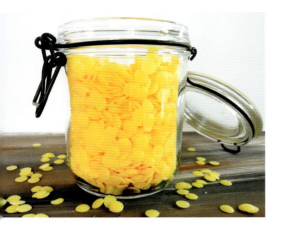

Bienenwachs ist ein Ausscheidungsprodukt der Honigbiene. Sie verstoffwechselt Nektar und Pollen zu Wachs – eine Substanz mit sehr hohem Energiegehalt. Bienen scheiden die winzig kleinen Wachsplättchen über Drüsen aus ihrem Bauch aus, die sie dann für den Wabenbau benötigen. Die Plättchen sind zunächst durchsichtig weiß und werden erst bei Bedarf von der Biene mit Blütenpollen und Speichel gemischt. So erhalten sie die gelbe Farbe.

Man bekommt das Bienenwachs meist in kleinen Pellets im Handel. Es schmilzt bei einer Temperatur von etwa 62 bis 65°C und wird in der Naturkosmetik gern zur Herstellung von Salben, Lippenpflegestiften und zur Babypflege genutzt. Man braucht meist nur geringe Dosen. Es ist ein guter Konsistenzgeber und schützt die Haut vor Feuchtigkeitsverlust und vor Witterungseinflüssen.

Bimsstein

Bims ist ein natürliches Vulkangestein von luftiger, poriger Konsistenz. Die Verwendung von Bimsstein zur Entfernung von Hornhaut war bereits in der Antike bekannt. Seitdem hat der Bims einen festen Platz in der Fußpflege. Bimssteine gibt es in vielen Formen und Farben. Einige Varianten sind auch mit einem praktischen Band zum Aufhängen und zur besseren Handhabung versehen.

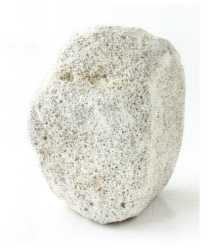

Mit dem porösen Gesteinsmaterial kann die Hornhaut auf besonders sanfte und schonende Weise abgeschmirgelt werden.

Neben den natürlichen Bimssteinen sind auch synthetische Bimssteine im Handel erhältlich. Auch diese funktionieren ähnlich wie Schmirgelpapier, nutzen sich jedoch etwas schneller ab, gelten aber als hygienischer, da sie feinporiger sind. Generell sollten Sie Ihren Stein nach jeder Anwendung säubern und auch regelmäßig wechseln.

Vor der Anwendung des Bimssteins sollten Sie ein Fußbad machen und/oder eine Bananenpackung (siehe Seite 146). Auch nach einem Vollbad (»SOS Detox Bath«, siehe Seite 80) können Sie den Stein verwenden. Das bewirkt, dass die Haut an den betroffen verhornten Stellen aufweicht und sich mit dem Stein besonders gut abschmirgeln lässt. Die Haut sollte vor dem Schmirgeln aber gut trocken sein.

Wenn Sie den Bimsstein regelmäßig anwenden, werden Sie keinerlei Hornhaut mehr an den Füßen haben. Ich bin großer Fan von dieser günstigen Methode!

Blaubeere

Beeren sind an sich eine gute Anti-Aging-Waffe. Ihre Antioxidantien wirken innerlich wie äußerlich angewendet und versorgen die Haut mit einem Schutzschild gegen schädliche Einflüsse. Das Vitamin C in der Blaubeere kurbelt die Kollagenbildung an. Kollagen ist sehr wichtig für ein jugendliches Aussehen – es bildet eine Art Netz in den tiefen Hautschichten, die unser größtes Organ prall und glatt erhalten.

Phytoflavone sind so was wie pflanzliche Hormone – sie halten die Haut geschmeidig und feinporig.

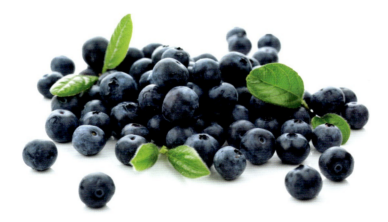

Tipp: Für eine strahlende Haut verwenden Sie diese Gesichtsmaske mit Blaubeeren und Olivenöl. Sie bringt Feuchtigkeit und weiche, jünger aussehende Haut:

Eine Handvoll Blaubeeren, einen TL Honig und einen TL Olivenöl im Mixer gut durchmischen. Die Masse auf das Gesicht auftragen, Augen und Mundpartie auslassen. Die Maske nach zehn Minuten mit einem feuchten Tuch abnehmen.

Buttermilch

Buttermilch macht schön – von innen und von außen. Ein Buttermilchfußbad bewirkt wahre Wunder bei geschundenen Füßen. Die Milchsäurebakterien greifen die verhornten Stellen an und weichen sie auf. Sie neutralisieren kleine Verletzungen und wirken desinfizierend.

Tipp: Einfach pro Fuß einen Becher Buttermilch in eine große Schale geben und die Füße darin etwa 30 Minuten baden. Geht wunderbar beim Fernsehen! Danach können Sie Bimsstein und Co. anwenden. Hornhaut ade!

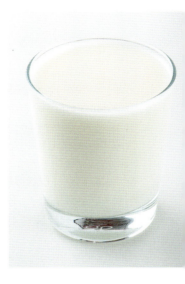

C-Kons

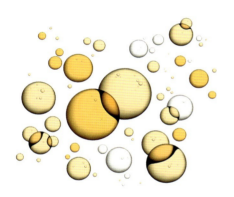

Es handelt sich hierbei um einen nicht deklarationspflichtigen Konservierer, der in vielen selbst hergestellten Kosmetika eingesetzt werden kann. Er ist besonders gut für wässrige Mischungen geeignet, da er farblos ist und Deos, Shampoos oder Gele so transparent bleiben.

Neben der gewünschten starken antimikrobiellen Wirkung bringt er der Haut oder dem Haar zusätzliche Feuchtigkeit und wirkt leicht rückfettend. C-Kons enthält keine Allergene, ist hitzestabil bis 80°C und verträgt jeden pH-Wert. Wenn man mit C-Kons eine Creme oder Lotion konservieren möchte, gibt man ihn als Letztes hinzu.

Einen Konservierer sollten Sie einsetzen, wenn Sie größere Mengen eines Rezepts herstellen wollen und diese Menge länger haltbar gemacht werden soll. Zum Beispiel zum Verschenken. Die meisten Mikroorganismen vermehren sich durch einfache Zellteilung. Sie können innerhalb von nur 20 Minuten heranwachsen und sich dann teilen. C-Kons greift die Organismen an und verhindert deren Zellteilungsfähigkeit.

Dennoch ist es absolut wichtig, auf eine saubere Arbeitsweise zu achten. Denn sind einmal zu viele Bakterien ins Produkt gelangt, kann dies nicht mit einer höheren Dosierung von C-Kons ausgeglichen werden!

Tipp: Man bekommt C-Kons zum Beispiel bei www.behawe.com.

Ei

Das Ei ist ein hervorragendes Beauty-Tool. Es ist reich an Vitamin A bzw. Retinol sowie seiner Vorstufe Provitamin A, auch als Betacarotin bekannt. Diese Wirkstoffe sorgen unter anderem für die Elastizität der Haut und der Haare. Da die Vitamine vorwiegend im Eigelb vorkommen, eignet sich das Ei sehr gut als Konsistenzgeber in Masken und Haarkuren.

Hier ein paar Tipps im Umgang mit selbst gemachten Haarpflegeprodukten aus Eigelb:

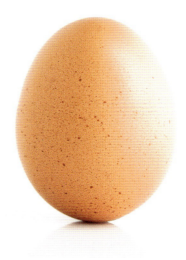

- Waschen Sie die Eimasse sorgfältig wieder aus. Beachten Sie dabei die Wassertemperatur. Zu heißes Wasser könnte das Eigelb stocken lassen! Grundsätzlich gilt, je kälter das Wasser zum Auswaschen, desto glänzender ist das Haar danach.

- Wundern Sie sich nicht darüber, wenn sich das Haar nach der Anwendung ungewöhnlich hart anfühlt und nicht so gut kämmen lässt. Das liegt am Ei. Die Wirkstoffe machen das Haar eher griffig im nassen Zustand. Dazu kommt, dass wir das nicht mehr gewöhnt sind, da fast alle Produkte aus dem Handel Weichmacher enthalten. Nach dem Trocknen sind die Haare dann richtig schön geschmeidig und seidig. Der Unterschied ist schon nach nur einer Anwendung spürbar.

- Ein weiterer Punkt ist natürlich der Geruch. Wir sind nahezu darauf konditioniert, dass alles einen lang anhaltenden Duft haben muss. Es ist nicht notwendig, nach einer Ei-Kur ein Shampoo zu verwenden, wer sich aber dadurch besser fühlt, kann eins verwenden. Die Pflegewirkung der Ei-Kur wird dadurch nicht beeinträchtigt.

- Eine Kur oder Maske mit Ei sollten Sie regelmäßig durchführen, um einen spürbaren Effekt zu erhalten.

Epsom-Salz (Bittersalz)

Das Salz wurde einst im Bergbaustädtchen Espsom entdeckt, als Salz der Schwefelsäure. Es erhielt zunächst den Namen »Epsomit«.

Epsom-Salz wurde zunächst als Abführmittel verwendet. Wir kennen es wegen des bitteren Geschmacks auch unter dem Namen »Bittersalz«. Doch schnell wurde seine Heil- und Pflegewirkung entdeckt. Es besteht aus Magnesium und Sulfat. Magnesiummangel kann zu verschiedenen gesundheitlichen Beeinträchtigungen führen. Sulfat (Schwefel) ist für zahlreiche biologische Prozesse wichtig, darunter auch für die Ableitung von Giftstoffen aus dem Körper.

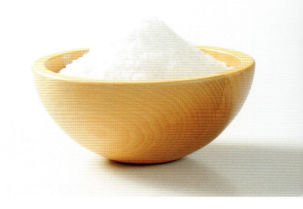

Löst man das Epsom-Salz in möglichst heißem Wasser auf, entfaltet es seine Heilwirkung, denn es kann die Poren der Haut gut durchdringen und so im Körper seine Kraft voll entfalten. Es entschlackt den Organismus und befreit ihn von all jenen Stoffen und Toxinen, die belasten.

Etwa 500 Gramm benötigt man für ein 15-minütiges Wannenbad. Je wärmer, desto intensiver die Wirkung.

Die Magnesiumionen beeinflussen dabei bis zu 300 verschiedene biochemische Prozesse im Körper. Es reguliert zum Beispiel Enzyme, es lindert Entzündungen oder fördert die Funktion und Regeneration unserer Muskeln. Es wirkt gegen Haut-, Fuß- und Nagelpilze und stärkt die Nerven. Epsom-Salz wird deshalb auch im Leistungssport gern verwendet. Nach einem Bad fühlt man sich tatsächlich viel leichter und entspannt – es kommt auch zu weniger Muskelkater.

Das Sulfat/Schwefel braucht der Körper beim Aufbau von Gehirn und Gelenken – und um viele angesammelte Giftstoffe wieder aus dem Organismus zu schleusen. Aber obwohl beide Grundstoffe für Mediziner oder Biologen zu den wichtigen Bausteinen unseres Körpers zählen, besitzt rund die Hälfte aller in den Industriestaaten lebenden Menschen zu wenig davon.

In Hollywood schwört man vor großen Auftritten auf diesen (Geheim-)Tipp! Um schlanker und strahlender auf dem roten Teppich zu erscheinen, machen diverse SchauspielerInnen etwa fünf Tage vor dem Event täglich ein 30-minütiges Bad mit einem Kilogramm Epsom-Salz!!

Erdbeere

Die tollen Früchte gehören zu meinen absoluten Lieblingen, ich freue mich jedes Jahr aufs Neue auf die Erdbeerzeit. Ich liebe ihren süßen und saftigen Geschmack.

Dass sie gut schmecken, ist aber nicht das einzige Merkmal. Sie sind reich an Ballaststoffen, Vitamin C und Kalium. Sie sind kalorienarm und wirken gegen Entzündungen, Mundgeruch und Erkrankungen des Bluts.

Aber nicht nur innerlich tun sie dem Körper Gutes. Sie bewirken ebenso kleine Wunder bei der äußerlichen Anwendung: Sie besitzen aufgrund von drei wesentlichen »Highlights« (Vitamin C, Salicylsäure und Antioxidantien) eine wunderbare reinigende Wirkung. Erdbeerextrakte werden deshalb häufig als Zutat von hautreinigenden Mitteln, beim Waschen des Gesichts, bei erfrischenden Schaumbädern und verjüngenden Gesichtsmasken verwendet.

Die Salicylsäure entfernt abgestorbene Zellen aus dem Gesicht und verkleinert die Poren. Die antioxidative Ellagsäure der Erdbeeren bekämpft Hautschäden, schützt vor den schädlichen UV-Strahlen der Sonne und reduziert damit die Alterungsprozesse der Haut. Das Vitamin C unterstützt im Körper die Reparatur von Gewebe und ist bei der Herstellung von Kollagen beteiligt. Die Erdbeeren helfen auf diese Weise, Verunreinigungen der Haut zu entfernen, sie schützen vor Allergien, Reizstoffen und sorgen für eine weiche und zarte Haut.

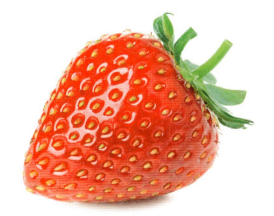

Tipps: Aus Erdbeerpüree lässt sich eine einfache, aber sehr wirkungsvolle und natürliche Fruchtsäuremaske herstellen. Dazu einfach drei große reife Erdbeeren pürieren, mit etwas Tonerde mischen und auf das Gesicht auftragen. 20 Minuten einwirken lassen.

Und noch was: Wussten Sie, dass Gurgeln mit frischem Erdbeersaft Mundgeruch nachhaltig bekämpft?

Probieren Sie es aus!

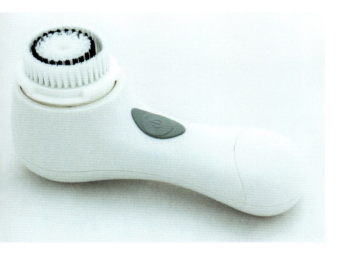

Gesichtsbürste

Die tägliche Reinigung der Haut und die Förderung des Abschuppungsprozesses sind in meinen Augen das A und O der Gesichtspflege. Wenn die Haut nicht optimal gereinigt ist, können auch keine Pflegestoffe in die Haut eindringen, um ihren Job zu machen.

Deshalb empfehle ich die tägliche Benutzung einer Gesichtsbürste. Diese Bürste bekommt man schon für kleines Geld in der Drogerie oder auch als Luxusprodukt in der elektronischen Ausführung. Es gibt sie ähnlich wie auch Zahnbürsten in verschiedenen Härtegraden, und man wendet sie zusammen mit milder Seife oder Gesichtsschaum an.

Investieren Sie in sich und bauen Sie die Reinigung mit der Gesichtsbürste in Ihre tägliche Pflegeroutine mit ein. Vielen ist nicht klar, dass die Reinigung das Fundament und damit der wichtigste Schritt in der täglichen Pflege darstellt. Nur dann sind die Poren der Haut offen für weitere Nährstoffe.

Gurke

In der Naturkosmetik gilt die Gurke als absoluter Klassiker. Sie steckt voller wertvoller Nährstoffe wie etwa Eisen und Kalzium, Vitamin A, C und B1.

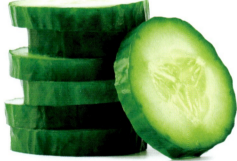

Sie wird gern zu klärenden, erfrischenden Masken und Peelings verarbeitet. Eine erfrischende Pflege, die gerade bei grobporiger und zu Pickeln neigender Haut hilft, das Hautbild zu klären. Die in der Gurke enthaltenen Aminosäuren unterstützen die hauteigene Feuchtigkeitsbindung: Bei regelmäßiger Anwendung werden die Poren verkleinert und das Hautbild insgesamt gestrafft.

Ich verarbeite sie gerne gekühlt und erhalte so noch einen abschwellend wirkenden Extra-Frischekick für die Haut!

Hefe

Hefen sind einzellige Mikroorganismen, die zu den niederen Pilzen gehören. In der freien Natur sind sie so gut wie überall zu finden. Ein Päckchen frische Bäckerhefe, in etwas warmer Milch zu einem Brei angerührt, ist eine sehr günstige und wirkungsvolle Art, Hautunreinheiten zu bekämpfen und ihnen vorzubeugen. Der regelmäßige Einsatz von Hefe verbessert das Hautmilieu enorm – dabei wirkt die Hefe entzündungshemmend wie auch antibakteriell, sodass selbst eitrige Pusteln schnell abheilen können und keinerlei Vernarbungen zurückbleiben. Sie reinigt einerseits die Haut und nährt sie zusätzlich. Hefe schafft es auch, müden Hautzellen einen ordentlichen Sauerstoffschub zu verpassen. Gleichzeitig wird die Zellteilung angekurbelt, die ab dem 40. Lebensjahr ebenfalls nur mit gedrosselter Kraft abläuft. Dadurch wachsen in der Oberhaut verstärkt neue Zellen nach, die Haut sieht rosiger und glatter aus.

Heilerde

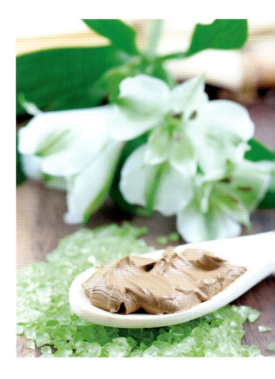

Heilerde wird in der Kosmetik bereits seit Jahrhunderten angewendet. Es handelt sich hier um ein mineralstoffhaltiges, sehr fein gemahlenes Gesteinspulver. Im Lauf der Zeit ist dieses wunderbare und günstige Wundermittel fast ein wenig in Vergessenheit geraten.

Für die äußerliche Anwendung stehen verschiedene Produkte zur Auswahl: fertige Pasten, um sie direkt auf das gereinigte Gesicht aufzutragen, und die klassischen Pulver, die erst noch mit Wasser zu einer streichfähigen Masse angerührt werden müssen. Egal, welche Variante man bevorzugt: Einfach etwa fingerdick auf die gewünschte Hautpartie auftragen und einwirken lassen. Ihre positive Wirkung entfaltet sich beim Trocknen. Wie ein Löschblatt zieht die Heilerde Schadstoffe, Bakterien und überschüssiges Hautfett aus Poren und Zellen.

So wird das Hautbild wunderbar geklärt und entschlackt. Ich benutze Heilerde sehr gern und mische sie unter anderem mit Joghurt, frischem Saft oder frischen Fruchtpürees.

Es werden auch Kuren zu inneren Anwendung empfohlen. Dort wirkt die Heilerde, ähnlich wie äußerlich angewendet, als Löschblatt. Sie zieht Toxine aus dem Magen-Darm-Trakt und löst so mögliche Belastungen.

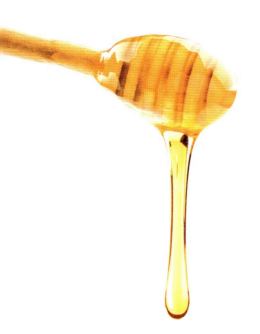

Honig

Guter Honig ist ein vielseitiges Naturprodukt. Dank der antibakteriellen und pilzhemmenden Wirkung ist Bienenhonig auch ein tolles Hautpflegemittel. Hautunreinheiten einfach mit etwas reinem Bienenhonig einreiben und über Nacht wirken lassen. Am nächsten Morgen den Honig abwaschen, die Haut wird dadurch rein und gut genährt sein. Sogar Narben können mit einer täglichen Honigkur geglättet und sogar komplett entfernt werden. Auch wenn keine Hautunreinheiten vorhanden sind, hilft der Bienenhonig gegen Entzündungen und Trockenheit. Milde Säuren, die denen im menschlichen Organismus ähneln, unterstützen den natürlichen Schutzmantel der Haut.

Die vegane Alternative zu Honig ist Glyzerin – verwenden Sie es in der gleichen Menge.

Jojobaöl

Jojobaöl wird aus den Nüssen des Jojobastrauchs gewonnen und ist eigentlich gar kein Öl, sondern ein Wachs. Der Strauch ist in den trockenen Gebieten Mexicos und Kaliforniens beheimatet. Das Öl hat eine goldgelbe Farbe und einen dezenten Nussgeruch. Es kann pur verwendet werden oder auch gemixt mit anderen Ölen. Durch seine besondere Zusammensetzung und die enorm lange Haltbarkeit – Jojobaöl gilt als das Öl, was nie ranzig wird – erhöht es in Mischungen auch die Haltbarkeit anderer Öle und Zutaten.

In Emulsionen, wie zum Beispiel in einem Lippenbalsam, wirkt es als Emulgator und Konsistenzgeber. Es ist antiallergen und deshalb ein beliebtes Basisöl. Es hat ei-

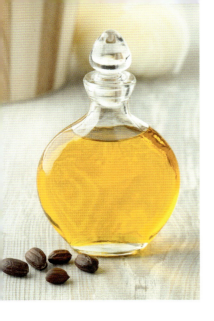

ne ausgezeichnete Wirkung bis in die tieferen Hautschichten und reguliert dort den Feuchtigkeitshaushalt, macht die Haut glatter und geschmeidiger. Am ganzen Körper angewendet, festigt es das Bindegewebe und beugt Faltenbildung vor, ohne einen lästigen Fettfilm zu hinterlassen.

Wegen seines hohen Gehalts an Vitamin A, E und B wird Jojobaöl auch als Anti-Aging-Öl vermarktet.

Auch zur Anwendung in den Haaren und als natürlicher Sonnenschutz geeignet – wobei Letzteres natürlich nicht bei voller Sonnenbestrahlung gilt!

Kaffee

Dass der morgendliche Kaffee unsere müden Glieder wieder in Schwung bringt, ist bekannt. Dasselbe macht das Koffein aber auch mit müder, schlaffer Haut und geschwollenen Augenlidern. Es gibt im wahrsten Sinne des Wortes den Durchblutungs-Kick. Es wirkt entwässernd und straffend auf das Gewebe. Koffein wird daher gern zur Bekämpfung der Orangenhaut eingesetzt. Hier dringt das Koffein mithilfe von Liposomen in die tieferen Hautschichten ein und aktiviert dort ein Enzym, das das Fett aufspalten kann.

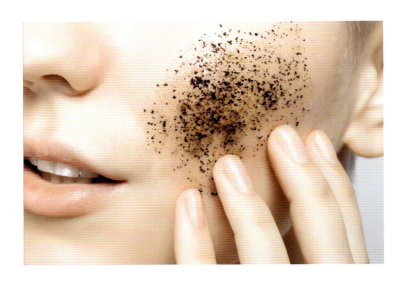

Kakaobutter

Die Kakaobäume wachsen in tropischen Gebieten. Dort werden die Kakaobohnen geerntet, und durch Pressen und anschließendes Filtrieren wird dann die Kakaobutter gewonnen. Man bekommt im Handel unterschiedliche Qualitäten. Die unraffinierte Ware ist blassgelb und duftet deutlich nach roher Schokolade, die raffinierte Version dagegen ist heller mit dezentem Geruch. Ich arbeite mit beiden gerne, wobei ich die unraffinierte Version bevorzuge!

Man kann Kakaobutter in Blöcken und als Pellets kaufen. Für den Gebrauch in der Naturkosmetik sind Pellets leichter zu dosieren. Man sollte sie schonend über einem Wasserbad (nicht in der Mikrowelle!!) erhitzen und dann weiterverarbeiten.

Kakaobutter wird als pflegender Konsistenzgeber in Balsam und Körperbutter sowie für die Lippenpflege und als festigende Komponente in Badebomben eingesetzt. Sie besteht größtenteils aus ungesättigten Fettsäuren und enthält Vitamin E und K.

Bemerkenswert ist, dass Produkte mit Kakaobutter oft einige Tage brauchen, um ihre finale Konsistenz zu bekommen. Die Produkte erhalten dann einen zarten Fettglanz, der aber schnell einzieht.

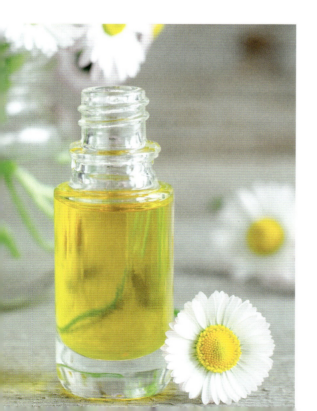

Kamillenblüte/Kamilleöl

Neben den getrockneten Kamilleblüten, die man als Tee und auch für Gesichtsdampfbäder nutzen kann, wird aus den Blüten noch Öl hergestellt.

Kamilleöl besteht aus ätherischen Ölen, die durch Wasserdampfdestillation aus den Kamillenblüten gewonnen werden. Es wirkt erwiesenermaßen heilungsfördernd und stark entzündungshemmend auf die Haut und die Schleimhäute.

Es gibt sehr viele innerliche und äußerliche Anwendungsgebiete. Die beruhigende Wirkung des ätherischen Öls habe ich mir bei meinem »Princess' Dreams Pillow Spray« (siehe Seite 154) zunutze gemacht.

Kokosöl

Die Haut ist das größte Organ des Menschen. Über sie werden der Temperaturhaushalt des Körpers reguliert, die Atmung unterstützt und schädliche Einflüsse von außen ferngehalten. Umso wichtiger ist es, der Haut die nötige Aufmerksamkeit und Pflege zukommen zu lassen, die sie benötigt, um ihre Aufgaben optimal erfüllen zu können.

Kokosöl gilt als Allrounder in der Körperpflege. Das wertvolle Öl sorgt nicht nur für eine rundum samtige und weiche Haut, sondern es besitzt auch eine antimikrobaterielle Wirkung und kann somit Akne, Neurodermitis und Schuppenflechte sowie viele andere Hautkrankheiten positiv beeinflussen. Mithilfe von Kokosöl lässt sich hochwertige Kosmetik ganz leicht selbst herstellen, und natürlich kann Kokosöl für die Haut auch pur ohne jeglichen Zusatz verwendet werden.

Kokosöl gegen unreine Haut (Akne und Pickel)

Akne und Pickel treten bei vielen Menschen insbesondere in der Pubertät auf, manche werden sie jedoch ihr ganzes Leben lang nicht mehr los. Fachhandel und Medizin halten zahlreiche Mittel gegen Akne und Pickel bereit, die jedoch teilweise eklatante Nebenwirkungen haben. Wer es einmal mit Kokosöl probiert, der wird schnell feststellen, dass Pickel besonders rasch nach der Anwendung verschwinden und eine bereits ausgebrochene Akne Zug um Zug zurückgeht. Außerdem wird dem Ausbruch neuer Akneschübe durch die regelmäßige Anwendung von Kokosöl vorgebeugt. Die Wirkung geht aus den Inhaltsstoffen des Kokosöls hervor, die antimikrobakteriell sind und somit Entzündungsherde stoppen und sehr schnell lindern. Auch fettige Haut kann mit Kokosöl sehr gut gepflegt werden.

Kokosöl gegen Falten

Während Akne und Pickel insbesondere im Jugendalter auftreten, bilden sich sichtbare Falten in der Gesichtshaut bereits ab dem 30. Lebensjahr. Wer frühzeitig etwas dagegen unternehmen möchte, der sollte sein Gesicht regelmäßig mit Kokosöl behandeln. Das Öl besitzt einen feuchtigkeitsspendenden Effekt und beugt somit Falten vor, die fast immer aus zu trockener Haut resultieren. Außerdem sorgt Kokosöl für eine samtige Haut, die jung und frisch aussieht.

Kokosöl gegen Cellulite

Die gefürchtete Orangenhaut – in der medizinischen Fachsprache Cellulite genannt – betrifft fast ausschließlich Frauen und kommt in nahezu jeder Altersstufe vor. Sie entsteht durch Fettablagerungen bzw. vergrößerte Fettzellen in der Haut und im Unterhautgewebe, die sich in Form von kleinen Dellen nach außen zeigen. Um Cellulite zu behandeln, erfindet die Kosmetikindustrie ständig neue Produkte. Das müsste gar nicht sein, denn Kokosöl ist auch ein sehr wirksames Mittel gegen Cellulite. Es spendet der Haut wichtige Feuchtigkeit und strafft sie, sodass Cellulite deutlich geringere Spuren hinterlässt.

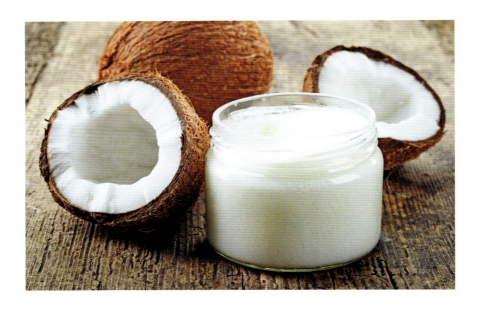

Kokosöl gegen Neurodermitis und Schuppenflechte

Neurodermitis und Schuppenflechte sind keine kosmetischen Probleme, sondern ernst zu nehmende Krankheiten. In verschiedenen Studien hat sich jedoch gezeigt, dass Kokosöl sowohl Neurodermitis als auch Schuppenflechte wirksam lindern kann, bei einigen Probanden konnte die Krankheit sogar völlig geheilt werden. Das Zusammenspiel von feuchtigkeitsspendenden und antimikrobakteriellen Inhaltsstoffen lässt die typischen Entzündungsherde, wie sie bei Neurodermitis auftreten, rasch abklingen und sorgt dafür, dass die Haut wieder glatt und geschmeidig wird.

Kokosöl gegen Schwangerschaftsstreifen

Durch den Einsatz von Kokosöl können sich Schwangerschaftsstreifen sehr viel schneller als normal zurückbilden, wie die Erfahrungen zeigen.

Kokosöl gegen Altersflecken

Altersflecken treten je nach Veranlagung und körperlicher Konstitution bei vielen Menschen ab einem Alter von etwa 50 Jahren auf. Es handelt sich um eigentlich harmlose Pigmentablagerungen in der Haut, die viele Menschen jedoch als optisch störend empfinden. Die Anwendung von Kokosöl kann dem Auftreten von Altersflecken vorbeugen und sorgt außerdem dafür, dass bereits vorhandene Altersflecken deutlich blasser werden und somit weniger auffallen.

Kokosöl gegen Sonnenbrand

Durch die dünner gewordene Ozonschicht nimmt die Aggressivität der Sonne auch bei uns in Mitteleuropa ständig zu. Schädliche UV-Strahlung dringt somit immer stärker durch und belastet unsere Haut. Dies macht sich beispielsweise in Form von Sonnenbrand bemerkbar. Und Sonnenbrand ist längst nicht so harmlos, wie viele Menschen denken, denn er kann zu dem gefürchteten schwarzen Hautkrebs führen. Es ist daher wichtig, einerseits dem Auftreten von Sonnenbrand wirksam vorzubeugen, andererseits bereits vorhandenen Sonnenbrand so gut wie möglich zu behandeln. Dies gelingt beispielsweise durch die Anwendung von Kokosöl. Es beruhigt die Haut, spendet Feuchtigkeit und lässt die Reizung schnell abklingen. Auch zum vorbeugenden Einsatz gegen Sonnenbrand bietet sich Kokosöl an, allerdings sollte auch hier die empfohlene Verweildauer im Sonnenlicht nicht überschritten werden.

Kokosöl für ein besseres Hautbild

Viele Menschen sind mit ihrem Hautbild unzufrieden. Sie beklagen immer wieder Hautunreinheiten, Flecken, Pickel, Falten etc. Wer regelmäßig Kokosöl für die Haut benutzt und zum Beispiel die Haut nach dem Duschen oder Baden damit einreibt, wird bereits mittelfristig eine deutliche Verbesserung des eigenen Hautbilds feststellen.

Kokosöl gegen trockene Haut

Wer immer wieder unter trockener oder rissiger Haut zu leiden hat, hilft sich in der Regel mit Feuchtigkeitscremes aus dem Supermarkt oder der Apotheke. Diese Produkte sind jedoch teuer und weisen zum Teil bedenkliche Zusatzstoffe auf. Viel einfacher und günstiger hilft Kokosöl. Es spendet der Haut langfristig Feuchtigkeit und beugt dem gefürchteten Spannungsgefühl vor.

Lanolin/Wollfett/Wollwachs

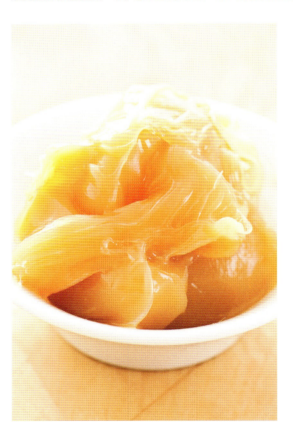

Lanolin wird auch Wollwachs genannt und kommt aus den Talgdrüsen der Schafhaut. Es dient den Tieren zum Schutz vor Wind und Wetter. Wer schon mal ein unbehandeltes Schafsfell in der Hand hatte, der kennt diesen klebrigen, wasserabweisenden Film, der auf den Haaren liegt.

Zur Gewinnung von Lanolin werden die einzelnen Wollfasern nach dem Scheren gewaschen. Es entsteht eine dunkelgelbe bis bräunliche Masse.

Das Lanolin wird meist bei geschädigter, barrieregestörter Haut angewendet, denn es kann in der Hornschicht eingelagert werden und dort die Regeneration einleiten.

Wichtig: In der Apotheke sollten Sie nach »reinem« Wollwachs fragen! Bestellen Sie Lanolin, bekommt man dort oft kein reines Naturprodukt mehr.

Lavendel

Die Lavendelblüte wird zu Körperölen oder ätherischen Ölen verarbeitet. Getrocknet dient sie oft zur Beigabe in Badebomben oder Badepralinen. Sie verströmt einen betörenden Duft, der auf unseren Organismus beruhigend wirkt. Viele Produkte rund um das Thema Schlafförderung sind mit Lavendel angereichert. Als Tee genossen, wirken die Blüten ebenfalls beruhigend.

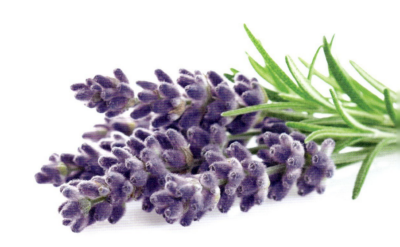

Mandel/Mandelöl

Mandeln und auch das aus ihnen gewonnene Öl sind wahre Gesundheitsschätze. Ihr Genuss stärkt das Bindegewebe und macht die Haut zarter. Mandeln enthalten viel Magnesium und Vitamin E. Reste von Mandelmehl kann man sehr gut als Basis für ein Gesichtspeeling verwenden.

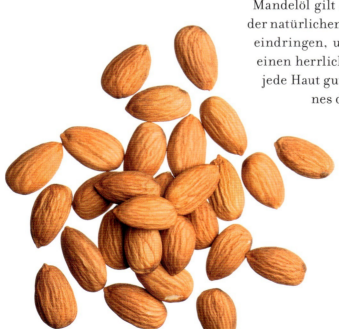

Mandelöl gilt als eines der hochwertigsten Öle in der natürlichen Hautpflege. Es kann tief in die Haut eindringen, und das kalt gepresste Öl verströmt einen herrlichen Duft nach Marzipan und ist für jede Haut gut verträglich. Es ist deshalb auch eines der beliebtesten Basisöle. Eine ganze Tonne geschälter Mandeln ist nötig, um 400 Liter Öl zu erhalten.

Mangobutter

Mangobutter wird durch das Auspressen und die Raffination der Mango-kerne gewonnen. Sie ist der Sheabutter von der Konsistenz her sehr ähnlich, jedoch im fertigen Produkt etwas leichter auf der Haut. Außerdem hat sie fast keinen Geruch und ist vielseitig einsetz-bar. Mangobutter ist für normale bis trockene Haut gut ge-eignet und unterstützt die Zellerneuerung sowie die Wundheilung. Sie findet Verwendung als leichter Konsistenzgeber in Cremes und Emulsionen sowie in Lippenpflegeprodukten und Hand-cremes. Ebenso kann sie Teil der Rezeptur bei glanzlosem und strapaziertem Haar und in Sonnenpflegeprodukten sein. Ihr Schmelzpunkt liegt bei 35 bis 40 Grad.

Milchpulver

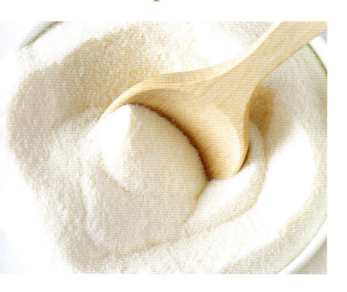

Milchpulver kommt in vielen Rezepten für Badezusätze wie Bomben, Lotionen oder Pra-linen vor.

Es wird im Sprühtrocknungsverfahren aus frischer Kuh-, Schafs-, Stuten- oder Zie-genmilch hergestellt. Die Kuhmilchvariante ist sicher die gängigste.

Alle Milchpulver können in kosmetischen Produkten verwendet werden. Dort einge-setzt, stabilisieren sie den Säureschutzman-tel der Haut, beleben und wirken glättend. Sie werden auch oft als Rückfetter genutzt, und in Badebomben erzeugt Milchpulver ei-nen schönen samtigen Schaum.

Natron

Natron – auch als Backsoda bekannt – wird aus Kochsalz hergestellt, indem man Chlor gegen Kohlensäure austauscht. Es bindet Säuren und wandelt diese in neutrale Salze und sprudelnde Kohlensäure um. Deshalb ist Natron eine wichtige Zutat bei der Herstellung von Badebomben. Es reagiert mit der Zitronensäure, und so kommt das herrliche Sprudeln zustande.

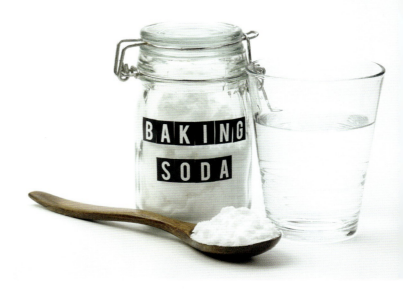

Natron gilt als Wundermittel in Küche und Haushalt und ist für seine vielseitige Verwendung bekannt – etwa gegen schlechte Gerüche, als Fleckenentferner und beim Backen und Kochen.

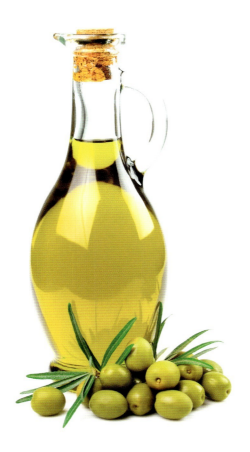

Olivenöl

Es ist ein Klassiker unter den Basisölen. Die beste Ölqualität erzielt man durch sogenannte Kaltpressung, bei der die Oliven bei höchstens 20 bis 25°C ausgepresst werden. Der Duft des Öls ist dann auch typisch »olivig« und schmeckt köstlich.

Olivenöl in Kosmetikprodukten dringt nur langsam in die Haut ein und hinterlässt einen leichten Fettfilm. Die Produkte wirken so sehr reichhaltig. Allerdings bindet Olivenöl hervorragend Feuchtigkeit in der Haut und erweicht auch verhornte Stellen sehr gut, sodass diese erfolgreich beseitigt werden können.

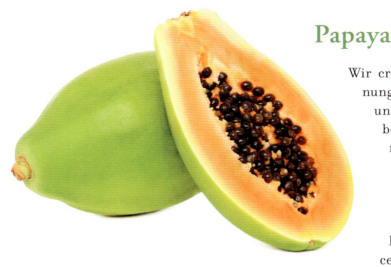

Papaya

Wir cremen und massieren, in der Hoffnung, dass die unschönen Dellen an Po und Oberschenkeln verschwinden. Dabei vergessen wir oft, auch von innen nachzuhelfen. Tatsächlich soll die Papaya ähnliche Erfolge wie Anti-Cellulite-Cremes erzielen. Durch ihre stark entwässernde Funktion wird das Bindegewebe gestrafft – kleine Dellen haben also keine Chance mehr!

Zudem ist Papaya auch für die äußerliche Anwendung geeignet, denn die Frucht ist ein starker, natürlicher Fruchtsäurelieferant. Diese Tatsache macht man sich bei der Herstellung von Gesichtsmasken zunutze.

Quark

Quark ist ein günstiger Allrounder in Sachen Kosmetik. Er ist vielseitig einsetzbar, etwa in Gesichtsmasken pur oder mit Zusätzen. Er wirkt aber auch wahre Wunder im Kampf gegen Sonnenbrand, und auch bei stillenden Müttern ist eine Brustpackung bei Brustentzündung sehr wirksam.

Zum einen wirkt er kühlend und abschwellend, zum anderen dringt die Milchsäure in die Haut ein und hinterlässt ein klareres Hautbild als zuvor. Unreinheiten werden ebenfalls bekämpft.

Rizinusöl

Wieder eine kleine Wunderwaffe! Rizinusöl fördert das Haarwachstum bei Wimpern und löchrigen Augenbrauen. Es wirkt als natürliches Abführmittel und gibt Cremes und Lippenbalsam eine wunderbare, glänzende Konsistenz. Das Öl wird aus den bohnengroßen Samen der Früchte des Wunderbaums gewonnen. Ja, der Baum heißt wirklich so! Das Öl ist klar und dickflüssig. Es gehört eigentlich auch in die Kategorie »Basisöle«, aber sollte nicht allein angewendet werden. Pur würde es die Haut sogar austrocknen.

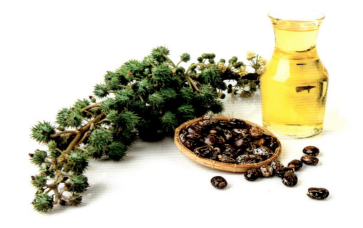

Sheabutter

Sheabutter ist die Butter des Karité-Baums. Man spricht es »Schii-Butter« aus. Die Gewinnung der Butter ist sehr mühsam, da die Nüsse zuerst von Hand gestampft und dann bei etwa 50° C erhitzt werden müssen. Erst dann verflüssigt sich das Fett und kann abgeschöpft werden. Der Geruch der unraffinierten Variante ist nicht jedermanns Sache, daher bevorzugen vielen die raffinierte Version. Hier werden die Nüsse auf etwa 150° C erhitzt.

Natürlich gehen damit viele Wirkstoffe und Inhaltsstoffe verloren. Auch die fertige Butter ist später sehr unterschiedlich: Während das Naturprodukt auf der Haut schmilzt und gänzlich einzieht, bleibt bei der raffinierten Butter ein leichter Film zurück. Ich habe auch bemerkt, dass sich der natürliche Geruch der naturbelassenen Butter nach kurzer Zeit verflüchtigt.

Sheabutter ist ein beliebter Konsistenzgeber, weil sie eine wirklich tolle, elastische und zarte Haut hinterlässt – das Ergebnis ist sofort sichtbar. Ich wende sie in den Wintermonaten gern pur an. Eignet sich auch bestens für Kinderhaut!

Tonerde

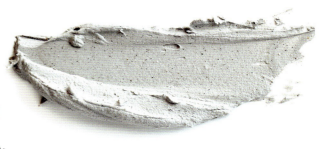

Tonerden bilden die perfekte Basis für alle
Reinigungsmasken. Die feinen Pulver sind
reich an Mineralstoffen. Wie ein Schwamm
saugen sie förmlich überschüssiges Fett und
Talg aus der Haut und machen so die Poren
wieder frei. Es gibt sie in diversen Varianten:
weiße Tonerde (Kaolin), grüne Tonerde, Bentonit und viele mehr.

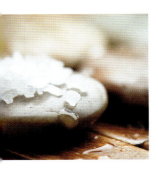

Totes-Meer-Salz

Es ist ein toller Partner zum Epsom-Salz, wirkt anregend auf den Stoffwechsel, fördert die Durchblutung, strafft das Gewebe und reguliert die
Talgproduktion. Es wirkt ebenfalls gut im Einsatz gegen Neurodermitis
und andere Hautkrankheiten.

Traubenkernöl

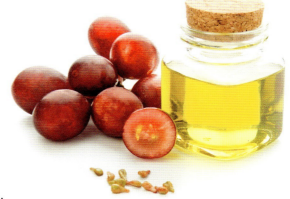

Traubenkernöl wird wegen seiner
Konzentration an Antioxidantien auch
Anti-Aging-Öl genannt. Der hohe
Vitamin-E-Gehalt beugt Falten vor
und hält die Haut elastisch. Eine Kur
mit purem Traubenkernöl soll das
Bindegewebe an Po und Oberschenkeln
deutlich straffen. Dafür eignet sich am
besten die kalt gepresste Bioversion des Öls.
Darauf sollten Sie dann beim Kauf achten.

   Im Haar angewendet, bringt es sprödem Haar Glanz und
Elastizität zurück. Zusätzlich wirkt das Öl auf andere Wirkstoffe leicht konservierend.
Um einen Liter des Öls zu bekommen, muss man etwa 40 Kilo Traubenkerne auspressen.

Trockenbürste

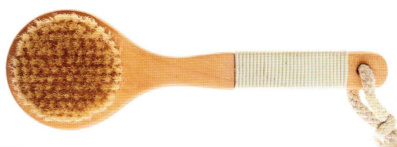

Trockenbürsten ist für mich ein unersetzliches Beauty-Ritual. Lesen Sie dazu die genaue Anleitung auf Seite 162 f.

Grundsätzlich geht es darum, dem größten Organ, der Haut, zu helfen, sich selbst von Toxinen und toten Hautschuppen zu befreien. Denn Schadstoffe werden nicht nur über die Blase und den Darm ausgeschieden, sondern auch über die Haut. Die Trockenbürste fegt sozusagen die Poren frei, damit dieser Vorgang optimiert stattfinden kann und der Lymphfluss angeregt wird.

Ganz nebenbei bekommen Sie davon auch eine babyzarte Haut. Unebenheiten, Pickelchen und eingewachsene Haare verschwinden.

Für die Sportler unter Ihnen: Auch die Faszien werden angeregt und von störender Flüssigkeit befreit, das gesamte Gewebe wird gestrafft, und Sie sind am Morgen fit wie ein Turnschuh, weil natürlich der gesamte Stoffwechsel »wach-gebürstet« wird.

Vitamin E

Vitamin E ist eine bräunliche, zähflüssige Substanz, die aus natürlichen Quellen gewonnen wird. Es verlängert die Haltbarkeit vieler Öle durch seine antioxidative Wirkung.

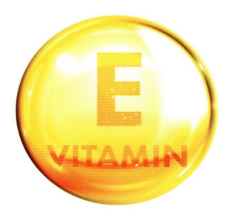

Weingeist

Weingeist, oder auch Ethanol genannt, dient in kosmetischen Produkten zum einen als Konservierer, zum anderen hat er, direkt auf der Haut angewendet, eine durchblutungsfördernde Wirkung. Im Sommer wirkt er leicht kühlend, da er eine Verdunstungskälte entwickelt.

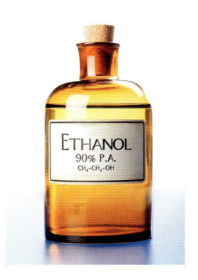

Zitronensäure

Zitronensäure kommt in vielen Früchten vor, sogar in Wein und Milch. Sie wird aus Zitrusfrüchten, aber auch biotechnisch hergestellt. Die weißen Kristalle schmecken und riechen sauer. Zitronensäure findet man in vielen Haushaltsmitteln, aber auch in Kosmetika. Sie ist ein wichtiger Bestandteil der sprudelnden Badebomben. Für die Haut ist die Nutzung völlig unbedenklich.

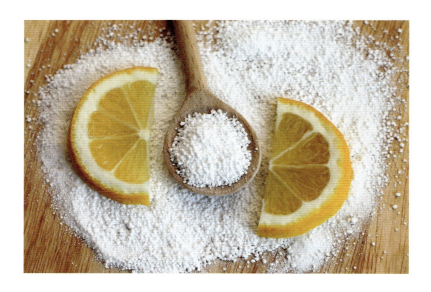

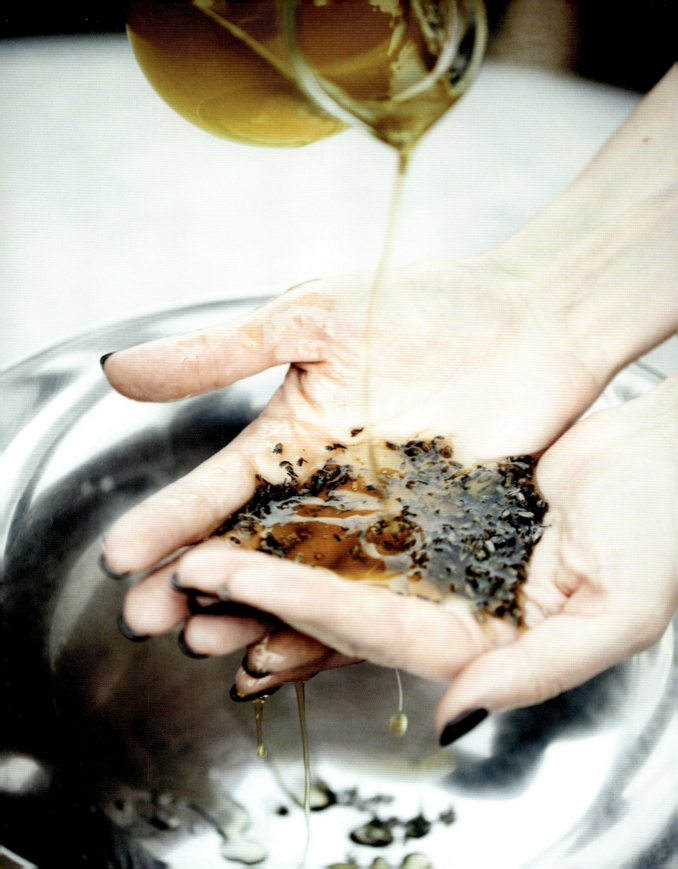

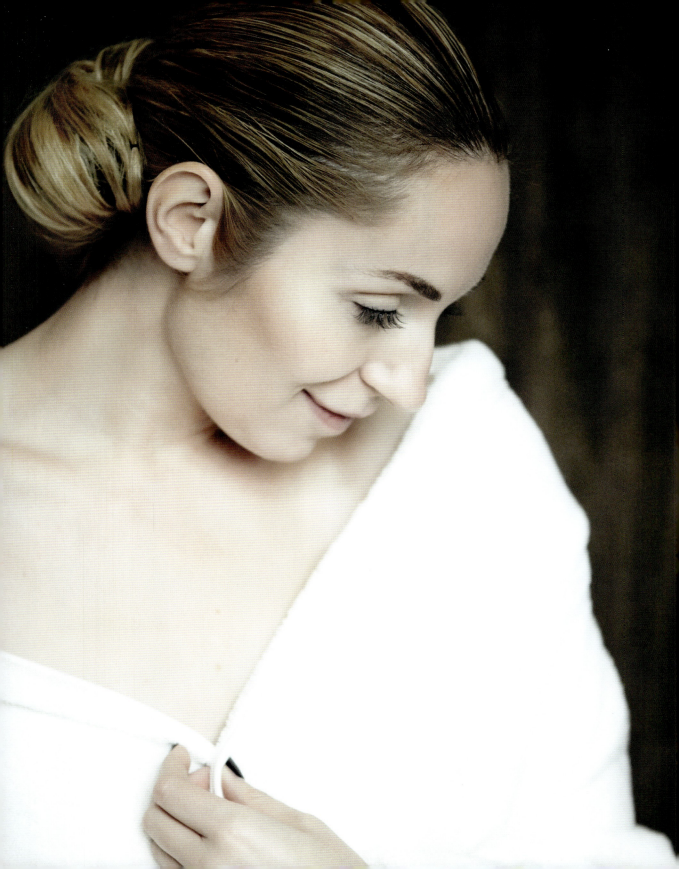

Beauty-Rezepte

Das sollten Sie beachten

Ich habe mich bemüht, alles so einfach wie möglich zu gestalten. Deshalb habe ich viele Angaben von Tropfen auf Gramm umgerechnet. Denn ich habe festgestellt, dass einige Fläschchen und Verpackungen, die es zu kaufen gibt, eine sehr große Schütte bzw. Öffnung haben und man da ohne Pipette im Leben keine Tropfen herausbekommt!

Die Mengen in Gramm können Sie hingegen ganz bequem mit einer digitalen Küchenwaage bestimmen.

Bitte halten Sie sich an den Leitspruch »Weniger ist mehr«! Der ist gerade im Umgang mit ätherischen Ölen sehr wichtig, denn ein paar Tropfen zu viel können den Duft von angenehm zu unerträglich verwandeln.

Generell gilt: Testen Sie vorher! Riechen Sie an den Ölen und schauen Sie, ob der Duft Ihnen zusagt. Bei Mixturen können Sie je einen Tropfen auf ein sauberes Küchentuch geben und so das Endergebnis testen.

Bei allen Rezepten habe ich die Deko-Elemente wie Farbe und Glitzer mit »optional« gekennzeichnet – das bedeutet, dass man sie auch gut weglassen kann, ohne die Wirkung des einzelnen Rezepts zu beeinträchtigen. Sie bekommen Glitzer und Wilton-Lebensmittelfarben im Internet.

Wenn Sie zu den einzelnen Zutaten mehr wissen möchten, schlagen Sie doch einfach mal das Kapitel »Beauty's Little Helpers« (Seite 29 ff.) auf – hier finden Sie grundlegende Informationen!

Viele der Zutaten haben Sie in der eigenen Küche, und einige werden Sie in den Apotheken, Drogerien und Reformhäusern in Ihrer Nähe bekommen oder bestellen können. Für die Online-Shopping-Fans unter Ihnen hier meine Lieblingsadressen. Alle sind von mir geprüft und oft »genutzt« worden:

www.behawe.com
www.rosarome.de
www.dragonspice.de
www.baccararose.de
www.gracefruit.com

Ich wünsche Ihnen nun viel Spaß beim Selbstmachen und Ausprobieren!

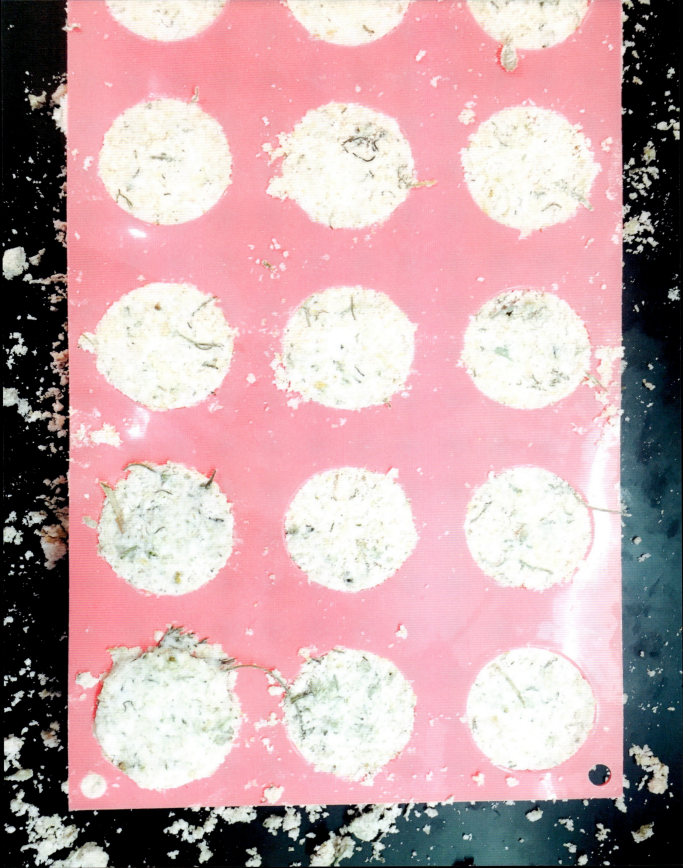

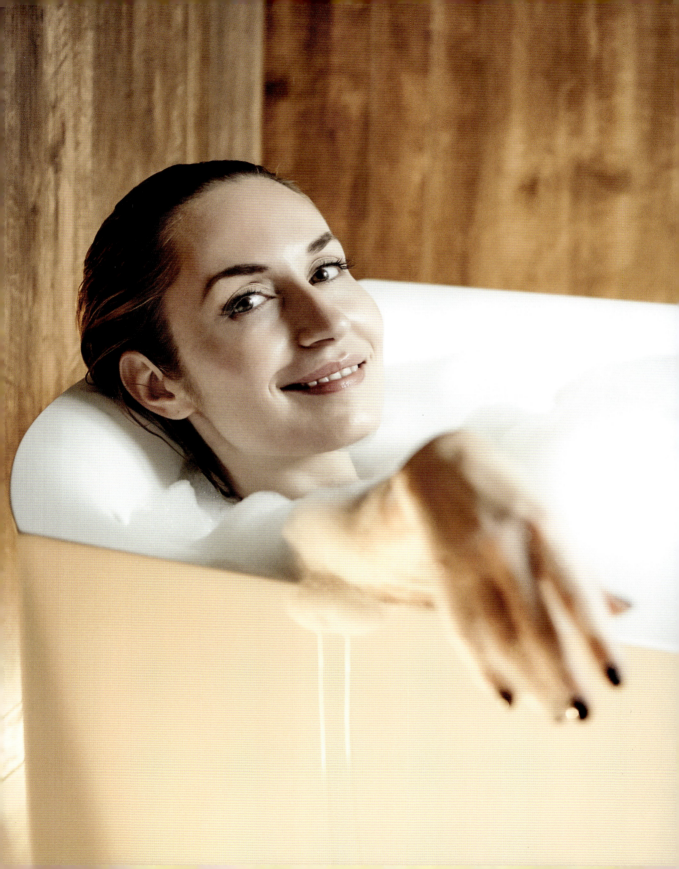

Körper

AROMA SCRUB – EIN BESONDERES GANZKÖRPERPEELING

Das ist mein Sonntags-in-der-Badewanne-Wohlfühlrezept für den ganzen Körper. Regen Sie mit diesem Peeling Ihr Bindegewebe an! Die enthaltenen ätherischen Öle bringen die Sinne wunderbar auf Touren, und die Haut fühlt sich nach der Anwendung nicht nur weich, sondern auch unglaublich genährt an.

Zutaten für 1 mittleres Schraubglas

- 100 ml Olivenöl
- 100 g grobes Meersalz
- 100 g feines Meersalz
- 3 Stangen Zitronengras
- 2 Rispen Rosmarin
- 2 Biolimetten
- 1 Schraubglas

Tipp

Dieses Peeling ist eher für die Körperhaut geeignet – für das Gesicht nehmen Sie lieber mein »Almond Sugar Facial« (siehe Seite 106) oder das sanfte Mandelpeeling (siehe Seite 95).

So geht's

1. Füllen Sie das Olivenöl und die beiden Salzsorten in eine Schüssel.

2. Nehmen Sie das Zitronengras zur Hand und schneiden Sie jeweils das untere dicke Ende auf 5 cm Länge ab. Verwenden Sie bitte nur diesen unteren Teil. Schälen Sie nun die erste Schicht ab und entfernen Sie das holzige Ende. Nun hacken Sie den verbliebenen Stängel in möglichst feine Stückchen und geben ihn zu dem Olivenöl-Salz-Mix.

3. Hacken Sie auch den Rosmarin so fein wie möglich. Fügen Sie ihn zu den restlichen Zutaten hinzu.

4. Am Ende reiben Sie Limettenzesten hinein und vermischen alles gut miteinander.

5. Lassen Sie die Mischung etwa drei Tage bei Zimmertemperatur stehen, damit sich alle Aromen gut entfalten können und das Peeling seine bestmögliche Wirkung zeigen kann.

6. Sie können dieses Ganzkörperpeeling in der Dusche oder in der Badewanne auf bereits gereinigter Haut anwenden – verzichten Sie vor dem Gebrauch aber unbedingt auf eine Rasur und wenden Sie das Peeling auch nicht nach einer frischen Enthaarungsbehandlung an. Das Salz könnte die Haut reizen!

Vor jeden Gebrauch erneut gut umrühren! Da Salz stark konservierend wirkt, ist das Peeling etwa drei Monate haltbar.

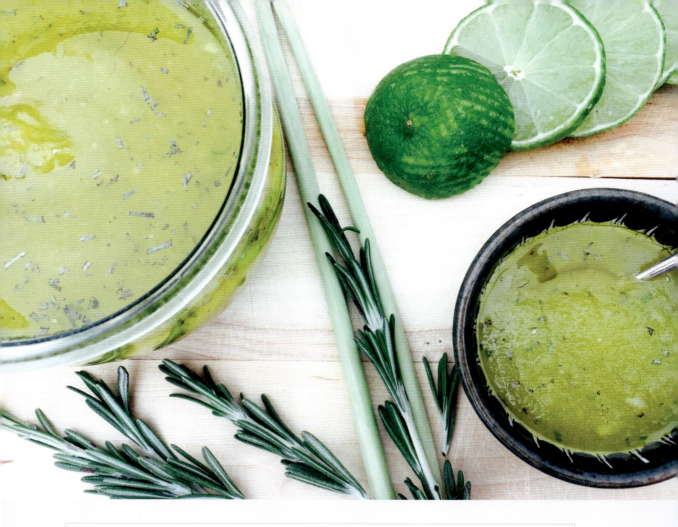

Peelings sind unerlässlich für die Hautpflege. Da sich die Haut ununterbrochen selbst erneuert, stößt sie die oberste Schicht immer wieder als Schuppen ab. Lagern sich diese abgestorbenen Hautzellen zu stark an, wirken sie wie ein grauer Schleier, der über der Haut liegt. Mithilfe eines Peelings können diese Schüppchen sanft entfernt werden. Die Haut kann wieder atmen und strahlen.

Rosmarin ist ein beliebtes Mittel in der Hautpflege. Durch seine Anwendung wird der Sauerstofftransport in den Hautzellen angeregt, und so wirkt die Heilpflanze wie eine kleine Verjüngungskur und wird gegen vorzeitige Hautalterung und Cellulite eingesetzt.

Das Zitronengras erfrischt und hat eine straffende Wirkung auf das Bindegewebe.

KAFFEEPEELING »WAKE UP CALL«

Morgens wäre es manchmal am besten, man hätte acht Arme wie eine Sphinx, um schneller fertig zu werden, oder?

Gut, ich bin zwar nicht die »bezaubernde Jeannie« ... aber ich habe eine 3-in-1-Lösung, die Ihr morgendliches Beautyritual etwas erleichtert bzw. verkürzt: das Kaffeepeeling! Wach werden wie mit einem doppelten Espresso, wunderweiche Haut und ein eingecremtes Körpergefühl – klingt das nicht gut?

Zutaten für 1 Glas (5–6 Anwendungen)

- 200 g Kokosöl
- 60 g Zucker
- 80 g gemahlener Kaffee
- 1 luftdicht verschließbares Glas

So geht's

1. Schmelzen Sie das Kokosöl bei niedriger Temperatur, und vermischen Sie dann alle Zutaten sorgfältig miteinander.

2. Füllen Sie das Peeling in ein luftdichtes Glas und stellen Sie es sich für die erste Anwendung am nächsten Morgen in Ihrer Dusche bereit.

3. Aufgrund der pflegenden Wirkung des Kokosöls den Körper vor dem Peeling sanft mit dem Duschgel Ihrer Wahl reinigen. Wer empfindlich ist, sollte sich nicht rasieren.

4. Tragen Sie anschließend das Peeling mit kreisenden Bewegungen auf und lassen Sie es kurz einwirken, während Sie sich beispielsweise die Haare waschen.

5. Spülen Sie das Peeling nach der Anwendung nur ab und tupfen Sie die Haut vorsichtig trocken. Das Kokosöl verbleibt auf der Haut, und eine Bodylotion ist nicht mehr nötig.

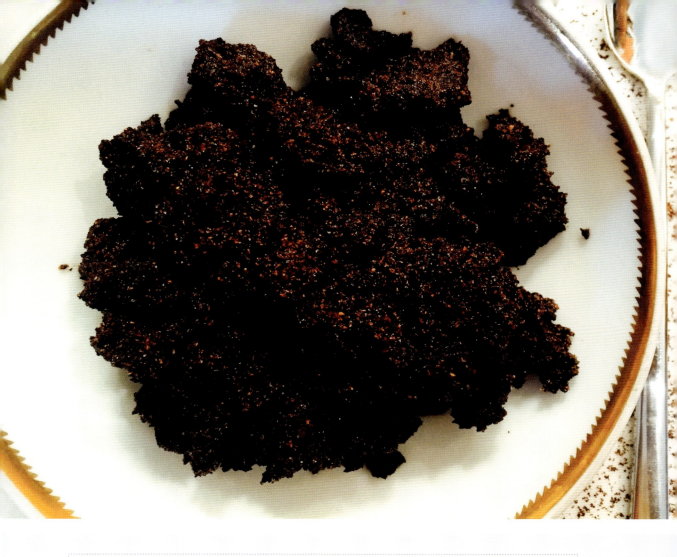

Das Peeling entfernt alte Hautschuppen und fördert die Zellerneuerung. Das Koffein wirkt anregend und fördert die Durchblutung. Neben für die Haut wertvollen Antioxidantien enthält Kaffee vor allem eines: Koffein. Das wirkt durch seine entwässernden Eigenschaften entschlackend und ist daher hervorragend als Cellulite-Killer geeignet. Zudem aktiviert Koffein ein fettspaltendes Enzym und kann dabei helfen, lästigen Speckpölsterchen zu Leibe zu rücken. Zusätzlich zur pflegenden Wirkung sorgt das Peeling für ein erfrischendes, belebendes Hautgefühl. Das Kokosöl pflegt und schützt die Haut danach noch zusätzlich.

EPSOM SCRUB – ENTSCHLACKUNG LEICHT GEMACHT

Mein Favorit

Dieses Peeling ist die perfekte Ergänzung zum »SOS Detox Bath« (siehe Seite 80) – die beiden sind ein unschlagbares Team in Sachen Entschlackung und Anregung des Stoffwechsels.

Ich liebe Peelings ohnehin, aber dieses ist eines meiner Favoriten. Danach fühlt sich die Haut wunderbar gereinigt und schön zart an. Wie ein kleiner Neubeginn. Sie können das Peeling sehr gut während des Detox-Bads anwenden, die Salze, die nicht auf der Haut landen, können dann im Wasser wirken. So verschwenden Sie nichts.

Das Peeling kommt ganz ohne Duftstoffe aus, denn Ingwer, Orange und Limette haben einen wunderbaren Eigengeruch und entfalten schon nach zwölf Stunden ihre ätherischen Öle. Zusammen mit dem Vanille- und dem Kokosöl ein Traum!

Zutaten für etwa 300 g

- 15 g frischer Ingwer
- 2 Biolimetten
- 1 Bioorange
- 250 g Epsom-Salz
- 40 g Kokosöl
- 20 g Vanilleöl (siehe Seite 90)
- 1 Tiegel oder 1 Weckglas

So geht's

1. Schälen Sie den Ingwer und reiben Sie ihn fein in eine Schüssel.

2. Limetten und Orangen abreiben und die Zesten dazugeben.

3. Nun alles mit dem Epsom-Salz mischen und gut verrühren.

4. Schmelzen Sie das Kokosöl und geben Sie es dazu. Als Letztes noch das Vanilleöl untermischen und die Masse in einen Tiegel oder in ein Weckglas füllen.

Ich empfehle, das Ganze etwa zwölf Stunden ziehen zu lassen. Durch die stark konservierende Wirkung des Salzes ist das Peeling etwa drei Monate haltbar.

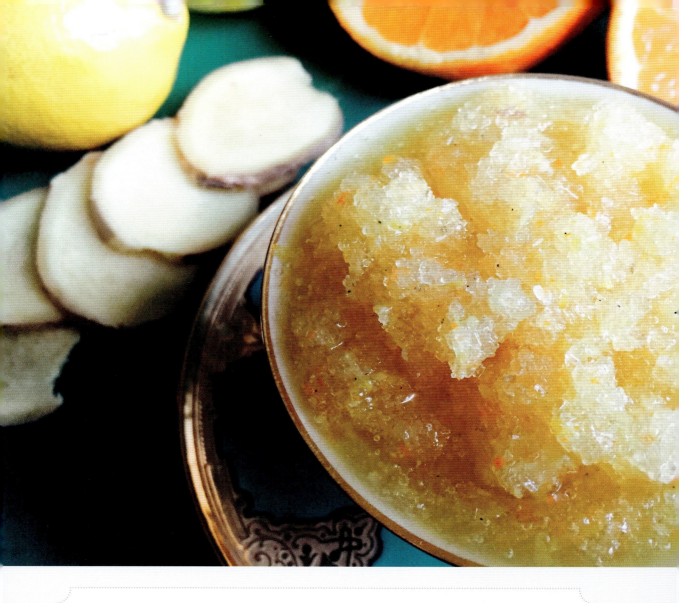

Peelings sind Wunderwaffen für die Haut. Denn sie helfen ihr zusätzlich zum eigenen Zyklus, sich immer wieder zu erneuern. Die Haut sieht bei regelmäßigem Peelen nie fahl und grau aus. Denn das fahle Aussehen kommt von den vielen toten Hautschüppchen, die noch auf der Haut liegen. Man sollte es aber auch nicht übertreiben – einmal pro Woche reicht völlig aus. Eine übermäßige Nutzung von Peelings würde die Haut reizen und sogar die Hornproduktion fördern.

CINNAMON BODY MELTS – WINTERLICHE PFLEGEBOMBEN

Body Melts?! Das sind kleine Pralinen aus einer Art fester Bodylotion. Während man sie in den Händen hält oder über die Haut reibt, schmelzen sie und geben ihren wertvollen Inhalt, nämlich gute Öle und Pflanzenfette, preis. In vielen Spas nennt man sie auch »Massage Bars«. Ich empfehle sie besonders zur kalten Jahreszeit, denn sie pflegen die Haut reichhaltig und nachhaltig. Die Anwendung ist etwas für ruhige Tage, an denen Sie sich ganz bewusst Zeit für sich nehmen können.

Die Body Melts hinterlassen einen schützenden Film auf der Haut, der vor Wind und Wetter bewahrt. Diese hier habe ich mit Zimt gewürzt, weil ich den Duft im Winter einfach liebe. Durch die Kakaobutter hinterlassen sie einen verführerischen Duft nach einem Hauch Schokolade.

Zutaten für 16 Pralinen

- 100 g Kakaobutter
- 100 g Sheabutter
- 1/2 aufgeschnittene Vanilleschote
- 10 g Bienenwachs
- 5 g Vanilleöl (Seite 90)
- Zimt nach Belieben
- Silikonförmchen

So geht's

1. Kakao- und Sheabutter, die Vanilleschote sowie das Bienenwachs im Wasserbad erwärmen, bis alles schön flüssig ist.

2. Anschließend das Vanilleöl dazugeben. Gut verrühren und die ölige Flüssigkeit vorsichtig in die Silikonförmchen füllen.

3. Nun eine beliebige Menge Zimt einstreuen. Dieser setzt sich automatisch nach unten ab, was später in der ausgekühlten Version einen schönen Effekt gibt.

4. Im Gefrierschrank aushärten lassen. Das geht recht schnell – etwa 30 Minuten.

5. Nehmen Sie die einzelnen Body Melts aus den Förmchen und wälzen Sie jedes einzelne noch mal in Zimt – das macht sie griffiger.

6. Nun müssen Sie sie nur noch verpacken und verschenken – oder Sie genießen sie gleich selbst. Lagern Sie sie bitte im Kühlschrank.

Die Body Melts sind vier Monate haltbar.

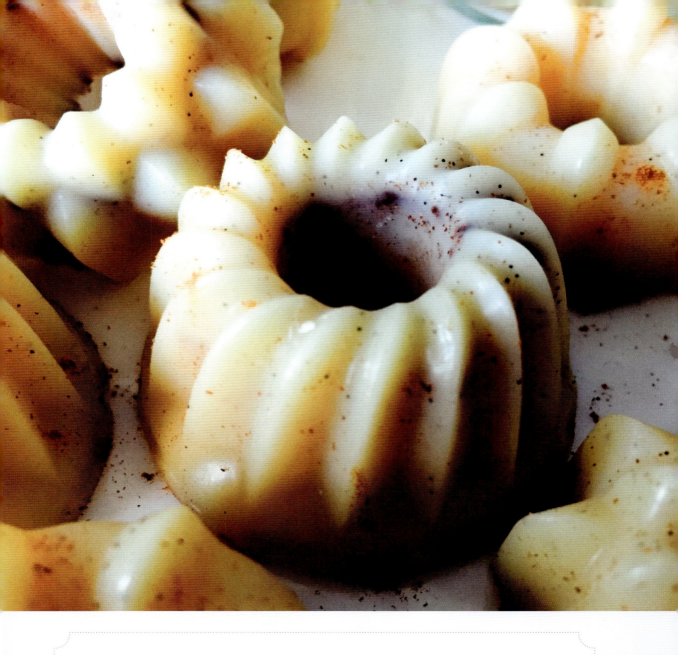

Wer Massagen nicht so sehr mag, kann die Body Melts auch während der Dusche oder in der Badewanne anwenden. Wenn man danach keine Seife mehr nimmt, bleibt die Pflegeschicht auch im Wasser bestehen.

TEA BOMBS – SPASS UND PFLEGE FÜR DIE BADEWANNE

Die Freude über diese kleinen Badebomben ist immer groß. Ich verschenke sie so gerne, weil ich die Reaktion liebe: Keiner kann glauben, dass man die selbst ganz schnell herstellen kann. Ohne Zusätze und ohne Maschinen. Und seien wir mal ehrlich, sie sehen auch noch richtig süß aus! Was die Form angeht, so sind der Fantasie keine Grenzen gesetzt. Sie können kleine und große Kugeln daraus formen oder Silikonförmchen für kleine Kuchen benutzen.

Meine Tea Bombs sind in gut 30 Minuten hergestellt, mein Sohn hilft mir dabei immer sehr gerne – ist ja für ihn fast wie in der »Experimente-AG«! Ich habe Almwiesenblüten-Tee und Cranberry-Vanille-Tee genommen, beides gekauft in einer »normalen« Drogerie.

Das Thema Baden ist bei uns jetzt übrigens weitaus stressfreier geworden – nur als Info, falls Sie auch so ein kleines Bade-Dusch-Muffelchen zu Hause haben sollten! Die fertigen Tee-Bomben können Sie einfach ins Badewasser werfen. Ein bis zwei Stück reichen für ein Vollbad. Als Tipp empfehle ich ein Ablaufsieb für die Wanne – so droht keine Verstopfung!

Zutaten für 12 kleine Badebomben

- 75 g Zitronensäure in Pulverform
- 50 g Milchpulver (Magermilchpulver aus dem Reformhaus oder auch Säuglingsnahrung)
- 30 g Stärkemehl
- 150 g Natron
- 5 EL großblättrige Blüten oder Kräutertee Ihrer Wahl
- 70 g Kakaobutterchips
- 1 EL Mandelöl
- 1 EL Duftöl nach Belieben (oder 1 EL mehr Mandelöl)
- Lebensmittelfarbe (dient rein der Optik)

So geht's

1. Mischen Sie Zitronensäure, Milchpulver, Stärkemehl und das Natron zusammen in einer Schüssel.

2. Nun kommen die Teeblätter oder -blüten dazu. Alles gut miteinander vermischen.

3. Die Kakaobutterchips im Wasserbad schmelzen. Wenn die Butter flüssig ist, das Mandelöl hineingeben (nach Belieben auch die Lebensmittelfarbe).

4. Nun beide Komponenten miteinander verrühren und mit den Händen die Konsistenz testen. Wenn die Masse schön weich ist und alles gut zusammenhält, können Sie beginnen, die Badebomben zu formen. Bei Silikonformen ist darauf zu achten, dass Sie die Masse schön tief ohne Luftlöcher in die Mulden drücken.

5. Jetzt müssen Sie die Förmchen bzw. Ihre Kugeln nur noch aushärten lassen. Das geht am besten an einem kühlen Ort für etwa sechs Stunden.

Sie sind etwa drei Monate haltbar – bitte trocken lagern!

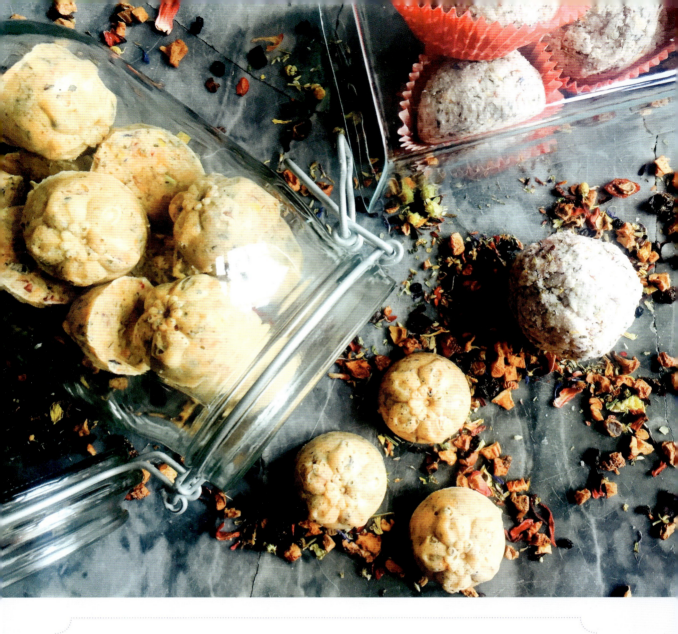

Mandelöl und Kakaobutter sind wahre Hautschmeichler. Hier, in Form dieser Bade-bomben, können die Pflegestoffe während des Badevorgangs in die von der Wärme geöffneten Poren eindringen. Nach dem Bad ist keine zusätzliche Bodylotion mehr notwendig, denn Kakaobutter wirkt rückfettend.

DORNRÖSCHENS GEHEIMNIS – VERSPRICHT ROSIGE BADESTUNDEN

Ich liebe Badebomben! Nicht nur, weil es Riesenspaß macht, ihnen beim Blubbern zuzuschauen, sondern weil man sie so toll mit allerlei Pflegestoffen spicken kann, die der Haut guttun. Ganz nebenbei sind sie ein absoluter Hingucker im Bad und eine perfekte Geschenkidee. Und sie sind wirklich kinderleicht herzustellen. Dieses Rezept widme ich allen Rosenliebhabern, denn man fühlt sich, als läge man in einem duftenden Blumenfeld – nur ohne störendes Piksen!

Zutaten für 6 große Badebomben

- 70 g Kokosöl
- 200 g Natron
- 100 g Zitronensäure (Pulver)
- 25 g Maisstärke
- 25 g Magermilchpulver
- 1 TL ätherisches Rosenöl
- 2 EL Rosenblätter
- Etwas Glitzer (optional) (Kuchenglitzer von Rainbow Dust).
- Lebensmittelfarbe oder Farbpigmente in Pulverform (optional)
- 6 Muffinförmchen

So geht's

1. Schmelzen Sie das Kokosöl.

2. Geben Sie Natron, Zitronensäure, Stärke und Milchpulver in eine große Schüssel. Rühren Sie alles langsam um, um Staubbildung zu vermeiden.

3. Geben Sie dann die im Mixer extra zerkleinerten Rosenblätter (sowie Glitzer und Farbe nach Belieben) hinzu und mischen Sie alles gut durch.

4. Als Letztes das Kokosöl zufügen und die Mischung mit den Händen verkneten.

5. Der Teig ist dann gut, wenn er sich formen lässt, ohne auseinanderzufallen. Also einfach mit den Händen Kugeln formen und diese vorsichtig in die Muffinförmchen setzen. Eventuell noch mit etwas Glitzer bestreuen.

6. Lassen Sie die Badebomben nun drei Stunden im Kühlschrank aushärten und freuen Sie sich in der Zwischenzeit über den himmlischen Rosenduft in Ihrer Küche!

Die Badebomben am besten luftdicht lagern – so sind sie sechs Monate haltbar.

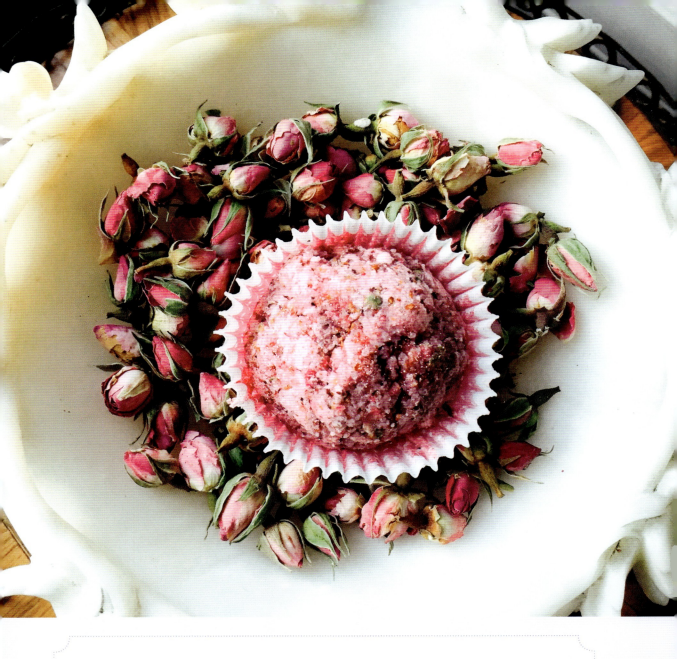

Kokosöl wirkt feuchtigkeitsspendend und schützt die Haut vor dem Austrocknen, ohne jedoch einen dicken Film auf der Haut zu hinterlassen. Das Natron in den Badebomben bindet Säuren und wirkt im Wasser mild alkalisch.

VANILLA ORANGE SPA HEAVEN – DUFTENDE, FETTFREIE BADETABS

Das ist im wahrsten Sinne des Wortes der Himmel für alle, die rückfettende Badekugeln nicht so gern haben, sondern einfach ein prickelndes Badevergnügen genießen wollen, ganz ohne Blüten und Körperöle.

Zutaten für 12 Tabs

- 400 g Natron
- 200 g Zitronensäure (Pulver)
- 50 g Epsom-Salz
- 50 g Maisstärke
- 50 g Magermilchpulver
- 2 TL Vanille-Parfumöl
- 2 TL Orangenöl
- Lebensmittelfarbe (z.B. von Wilton) nach Belieben
- 4–6 EL 96-prozentiger Alkohol (Weingeist) aus der Sprühflasche
- Lebensmittel-Glitzer und/ oder Blüten (optional)
- 12er-Muffinform

So geht's

1. Geben Sie einfach alle Zutaten außer den Dekoelementen und dem Alkohol in eine Schüssel und vermischen alles.

2. Wiegen Sie die Mischung ab und füllen Sie eine Hälfte in eine zweite Schüssel.

3. Geben Sie nun nach Belieben Farben in die Schüsseln.

4. Nun kommt der wichtigste Teil: Bitte sprühen Sie vorsichtig den Alkohol über das gemischte Pulver. Sprühen ist hier deshalb so wichtig, da die Mischung anfangen würde zu reagieren, wenn man den Alkohol einfach dazuschütten würde.

5. Sprühen und verrühren Sie immer abwechselnd, bis sich die Masse mit den Händen testweise zu kleinen Kugeln formen lässt, ohne auseinanderzufallen. Auf keinen Fall sollte die Masse zu feucht werden. Die Tabs würden sonst in den Formen aufgehen und wären dann unbrauchbar.

6. Glitzer und Blüten zur Dekoration in die Förmchen streuen. Dann etwa 1,5 Esslöffel von jeder Farbe in die Mulde geben und diese fest aufeinanderdrücken. Nehmen Sie dafür ein Glas oder ein anderes passendes Gefäß zur Hilfe. Achten Sie auf die Ränder und darauf, dass die Masse wirklich fest in die Form gepresst wird.

7. Nun brauchen Sie etwas Geduld, denn die Tabs sollten mindestens acht Stunden trocknen.

Die Tabs sind luftdicht verpackt etwa ein Jahr haltbar.

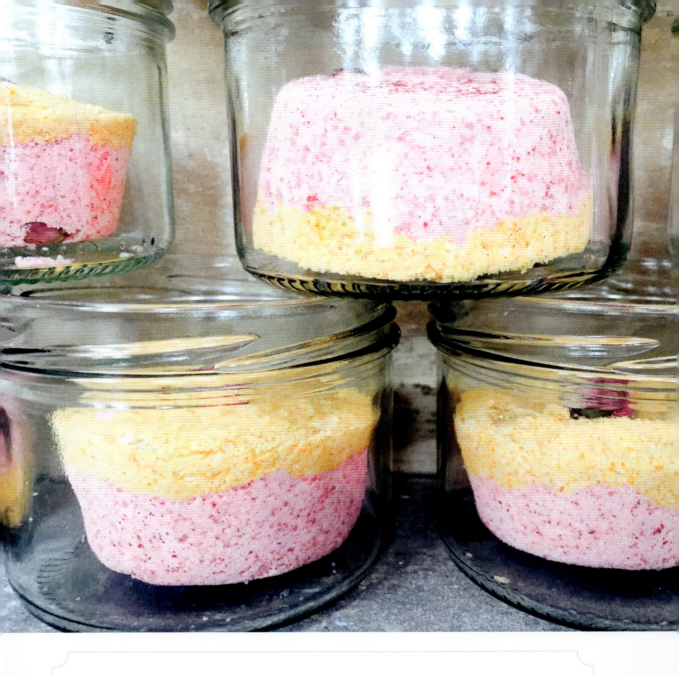

Natron und Epsom-Salz wirken zusammen wie ein Basenbad. Das Milchpulver pflegt die Haut zusätzlich.

LAVENDEL BADEPRALINÉS – ENT-SPANNUNG UND SCHÖNHEIT IN EINEM

Badepralinen sind wunderschöne kleine Mitbringsel. Hübsch verpackt in einem Glas oder in einer Zellophantüte machen sie wirklich was her und sehen zum Anbeißen aus. Aber auch für das Spa-Erlebnis zu Hause sind sie einfach perfekt: Die Pralinen sind nämlich prall gefüllt mit purer Hautpflege. Im warmen Wasser schmilzt die Sheabutter und umschließt den ganzen Körper mit einer pflegenden Schicht. Sie brauchen danach keine weiteren Cremes mehr. Die Pralinen eignen sich am besten für trockene Winterhaut.

Zutaten für 8 kleine Pralinen

- 270 g Natron
- 240 g Zitronensäure (Pulver)
- 40 g Milchpulver (Magermilchpulver aus dem Reformhaus oder einfach Säuglingsnahrung)
- 150 g Sheabutter
- 40 g getrockneter Lavendelblüten
- 10 Tropfen ätherisches Lavendelöl
- Einmalhandschuhe
- 8 Förmchen nach Wahl

Dekotipp:

Wälzen Sie die fertigen, noch feuchten Kugeln in losen Blüten!

So geht's

1. Natron, Zitronensäure und Milchpulver in einer Schüssel sorgfältig mischen. Eventuell sieben. Sollten Sie die Hände zum Mischen nehmen, tragen Sie am besten Handschuhe, denn Zitronensäure als reine Fruchtsäure kann Hautreizungen verursachen.

2. Nun die Sheabutter zusammen mit den Blüten im Wasserbad bei niedriger Temperatur schmelzen lassen. Würde die Butter zu heiß, könnte das der Qualität schaden. Geben Sie anschließend das ätherische Lavendelöl dazu.

3. Nun die geschmolzene Blütenbutter löffelweise den trockenen Zutaten zufügen und diese einarbeiten. Die Masse sollte sich gut formen lassen. Wenn es noch zu bröckelig erscheint, einfach mehr Sheabutter hinzufügen.

4. Füllen Sie die Masse nun in Förmchen Ihrer Wahl ein oder formen Sie kleine Kugeln daraus. Stellen Sie die Masse für mindestens eine Stunde in den Kühlschrank.

Die Pralinen halten sich etwa sechs Monate.

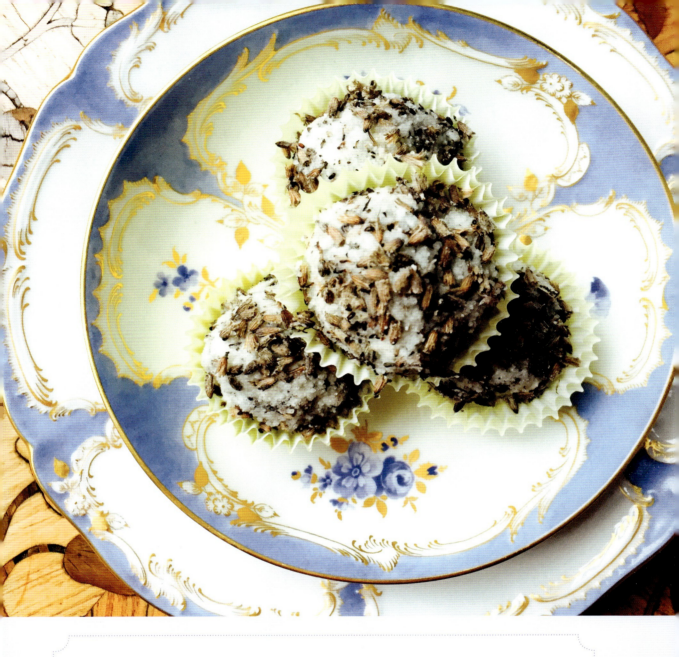

Die kleinen Kugeln haben ziemlich viele Pflegewirkstoffe zu bieten. Zuerst sprudeln sie schön vor sich hin, und dann geben sie die pflegenden Stoffe der Sheabutter ins Badewasser ab. Purer Genuss und ein sinnliches Badeerlebnis!

SOS DETOX BATH – EIN KICK FÜR DEN STOFFWECHSEL

Es gibt Tage, da fühlt man sich wie ein Kürbis. Aufgedunsen und unförmig. Gerade rund um die Periode oder wenn man einfach nicht gesund gegessen hat. Auch mir geht es manchmal so. Wenn ich aber trotzdem einen wichtigen Termin habe, wende ich diese »Waffe« an:

Das sogenannte Epsom-Salz, bei uns als Bittersalz bekannt, hilft dem Körper, Schlacken und Gifte abzubauen und wichtige Mineralstoffe aufzunehmen. Es entwässert aufgedunsenes Gewebe und regt die Schilddrüsenfunktion an.

Nach einem Bad, das mindestens 20 Minuten dauern sollte, fühlt man sich nicht nur wie neugeboren, sondern auch gleich viel schlanker und straffer!

Zutaten für 2 Anwendungen

- 100 g Bittersalz
- 100 g Totes-Meer-Salz
- 1 EL Natron
- 3 EL Olivenöl
- 3 fein gehackte Thymianzweige
- 1 Tiegel

So geht's

1. Mischen Sie alle Zutaten gut miteinander.
2. Füllen Sie die Masse in einen Tiegel.
3. Lassen Sie das Badesalz zwölf Stunden bei offenem Tiegel trocknen.

Tipp:

Für ein Bad zwei bis drei Handvoll Detox Bath im warmem Badewasser auflösen und mindestens 20 Minuten darin entspannen!

Wenn Sie vor einem großen Auftritt besonders gut aussehen wollen: Baden Sie 20 Minuten in 600 Gramm purem Epsom-Salz. Das entschlackt richtig. Nach vier Stunden werden Sie einen sichtbaren Unterschied sehen!

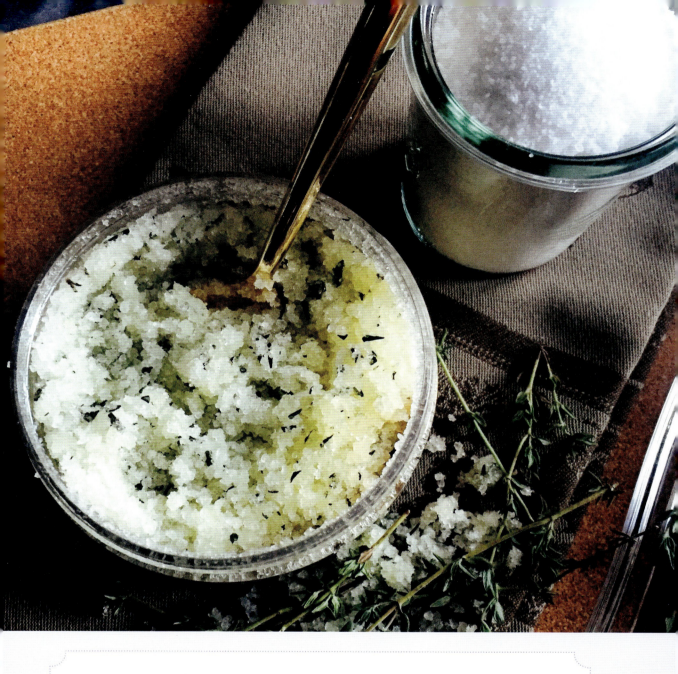

Genießen Sie Gesundheit pur: Totes-Meer-Salz wirkt entschlackend und hautstraffend, Thymian entzündungshemmend und desinfizierend.

GLAMOUR BADETABS – SPRUDELNDE ENTSPANNUNGSMOMENTE

Diese pflegenden Badetabs sind mit hochwertigem ätherischem Lavendelöl gewürzt, und sie duften einfach magisch. Ich benutze hier ganz bewusst das Wort »gewürzt«, denn wie bei einem klassischen Gewürz braucht es nur eine kleine Menge des hochwertigen Öls, um seine Wirkung auf Körper, Geist und Seele zu entfalten.

Die Badetabs sehen einfach toll aus und sind immer ein willkommenes Geschenk für Ihre Lieben. Sie können auch ein anderes ätherisches Öl Ihrer Wahl benutzen und natürlich auch andere Blüten. Die Glamour Badetabs sind nicht so reichhaltig und viel sprudeliger als die Lavendel Badepralinés.

Zutaten für 12 Tabs

- 75 g Shea- oder Kakaobutter
- 200 g Natron
- 100 g Zitronensäure (Pulver)
- 50 g Maisstärke
- 20 g getrocknete Lavendelblüten
- 20 g getrocknete Ringelblumenblüten (optional)
- Gold-Glitzer (z.B. von Rainbow Dust)
- 1 TL ätherisches Lavendelöl
- Blaue, türkisfarbene oder violette Lebensmittelfarbe oder Farbpigmente
- 12er-Muffinform aus Silikon

So geht's

1. Schmelzen Sie die Shea- oder Kakaobutter im Wasserbad bei möglichst niedriger Temperatur.

2. Mischen Sie Natron, Zitronensäure und Maisstärke vorsichtig mit einem Schneebesen in einer Schüssel, bis sich das Pulver gut vermischt hat.

3. Nun Blüten, Glitzer, Öl und Lebensmittelfarbe dazugeben und die Mischung verrühren.

4. Zuletzt die geschmolzene Butter darüber verteilen und alles mit den Händen verkneten. Der Teig sollte nicht zu bröselig, aber auch nicht zu fettig sein.

5. Nun in jede Muffinform etwas Glitzer und ein paar lose Blüten hineingeben. Das gibt später einen tollen Effekt.

6. In jede der Förmchen etwa 1,5 Esslöffel der Badetabs-Masse geben und sie festdrücken. Mit einer Flasche oder einem Glas alles noch mal gleichmäßig andrücken. Achten Sie darauf, dass die Ränder nicht abstehen. Denn nachher ist der Badetab ausgehärtet, und kleine Schönheitsfehler lassen sich nur schlecht ausbessern.

7. Die Tabs etwa vier Stunden kühl stellen. Danach einfach vorsichtig aus den Förmchen stülpen (geht bei Silikon wunderbar), und schon sind die Badetabs fertig.

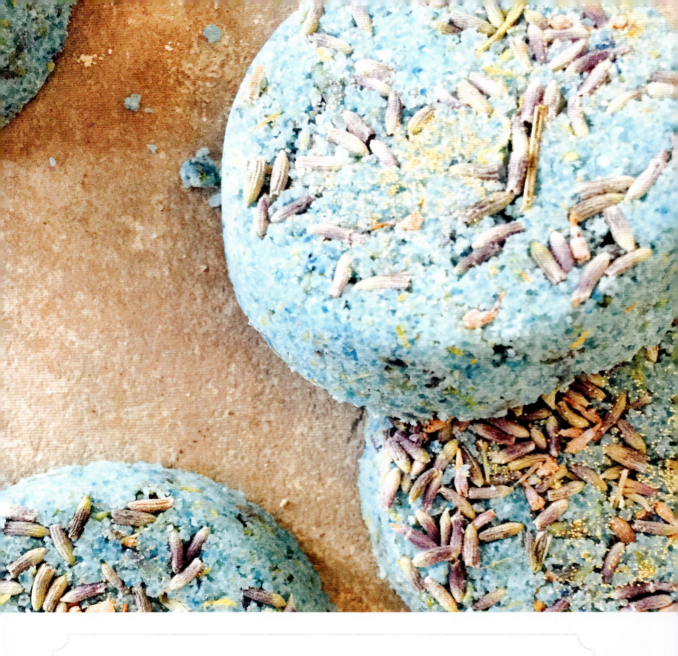

Die Sheabutter gibt diesen Tabs den pflegenden Touch. Sie legt sich wie ein Schleier über die Haut und hinterlässt ihre rückfettenden Wirkstoffe. Zusätzliches Eincremen nach dem Baden ist somit nicht mehr notwendig.

COCONUT KISS – EINE FEDERLEICHTE BODYLOTION

Wenn Sie den Duft von Kokosnuss lieben, dann sind Sie hier goldrichtig! Eine leichte Bodylotion fürs ganze Jahr, die Ihre Haut mit reichlich Feuchtigkeit versorgt und trockene Stellen bekämpft. Die zarte Textur ist besonders angenehm auf der Haut – besonders, wenn es morgens mal schnell gehen muss. Sie hinterlässt einen feinen Kokosduft, der den ganzen Tag anhält – die Coconut-Kiss-Lotion gehört zu meinen Favoriten in diesem Buch!

Zutaten für ein Schraubglas von ca. 250 ml

- 100 g reines Aloe-vera-Gel
- 100 g Kokosöl
- 3 Tropfen Kokos-Parfümöl nach Belieben (ich empfehle die Marke Rosarome)

So geht's

Geben Sie alle Zutaten in einen Hochleistungsmixer. Das Kokosöl muss nicht geschmolzen sein, sollte aber Zimmertemperatur haben. Und schon ist die Coconut-Kiss-Lotion fertig zur Abfüllung und zur Anwendung.

Die Lotion ist luftdicht gelagert etwa drei Monate haltbar.

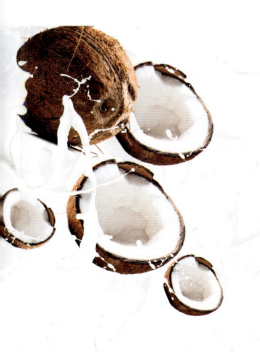

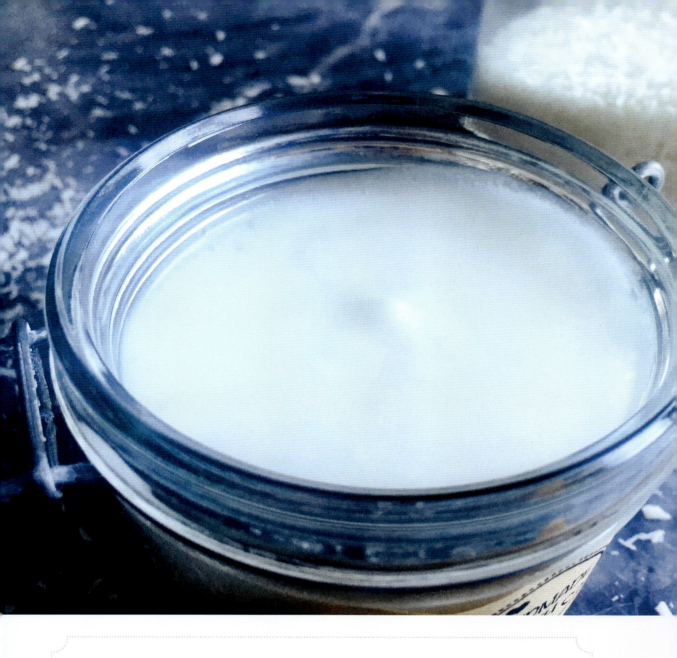

Aloe vera bewahrt die Hautfeuchtigkeit, beschleunigt die Bildung neuer Hautzellen und wirkt entzündungshemmend. Das Kokosöl schützt vor dem Austrocknen und heilt rissige Haut.

COCOS BODY FLUFFER – EINE REICHHALTIGE KÖRPERCREME

Wenn ich gewusst hätte, wie einfach es ist, Bodylotion selbst herzustellen, dann hätte ich schon vor Jahren damit angefangen! Meine Haut braucht tägliche Zusatzpflege, im Sommer wie im Winter. Darum habe ich einen hohen Verbrauch an Bodylotion. Es hat ewig gedauert, bis ich eine gefunden hatte, deren Duft mir zusagte und der sich so zurückhält, dass ich mein Parfum noch gut riechen konnte. Denn ich hasse starke Duftnoten in Lotions, Shampoos und Co., die alles übertünchen und selbst das teuerste Parfum verfälschen.

Mit dem Cocos Body Fluffer können Sie eine herrlich leichte, dennoch reichhaltig pflegende Körpercreme herstellen, von deren Wirkung Sie begeistert sein werden.

Zutaten für ein Glasgefäß von ca. 200 ml

- 70 g Sheabutter
- 30 g Kokosöl
- 10 Tropfen Parfümöl (optional)
- 1 hohes Rührgefäß

Tipp:

Wenn Sie vorhaben, den Cocos Body Fluffer zu verschenken, lohnen sich ein paar Tropfen Konservierer. Zum Beispiel C-Kons (von Behawe).

So geht's

1. Bringen Sie die Sheabutter in einem Wasserbad zum Schmelzen. Wenn diese sich komplett verflüssigt hat, können Sie das Kokosöl dazugeben und es ebenfalls schmelzen lassen. Die Mischung nun in ein hohes Rührgefäß füllen und einmal richtig auf mittlerer Stufe mit dem Handrührer durchrühren.

2. Nun alles für 35 Minuten in den Gefrierschrank geben. Dieser Schritt ist wichtig, da sonst die Sheabutter beim Erkalten unschön ausflocken würde.

3. Nach dem Abkühlvorgang den Behälter mit den Fetten herausnehmen und etwa 15 Minuten bei Zimmertemperatur stehen lassen.

4. Nach Wunsch das Parfumöl dazugeben und alles mit dem Rührer auf mittlerer Stufe aufschlagen. Sie werden sofort sehen, dass sich die Masse in eine fluffige weiße »Sahne« verwandelt.

5. Abschließend einfach abfüllen und genießen!

Der Fluffer hält sich circa zwei Wochen.

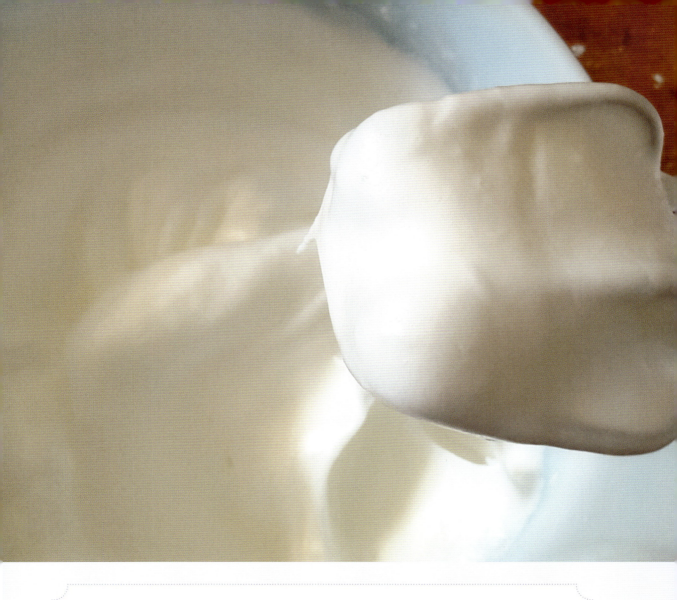

Reine Sheabutter allein macht schon Babyhaut, allerdings können vielen den muffigen Geruch des Naturprodukts nicht leiden. Da kommt dann das Kokosöl ins Spiel. Ergebnis ist eine Art Körpersahne, die auf der Haut schmilzt und schnell einzieht, wunderweiche Haut hinterlässt und deren Duft absolut unaufdringlich ist. Ich empfehle, sie direkt nach dem Duschen auf die noch leicht feuchte Haut aufzutragen. Nehmen Sie nicht zu viel – hier ist weniger mehr!

EASY GOING BODYBUTTER – CREMIGE PFLEGE FÜR ZARTE HAUT

Dieses Rezept ist von der Zubereitung her der des Coconut Body Fluffer ähnlich, jedoch mit anderen Zutaten. Mangobutter ist von Natur aus sehr geruchsarm. Deshalb können Sie die »Easy Going Bodybutter« nach Belieben parfümieren. Ich empfehle reines Parfümöl. Ich liebe zum Beispiel Maiglöckchenduft. Ätherische Öle gehen natürlich auch.

Die Konsistenz der Creme erinnert mich immer an die Baiser-Zubereitung. Die Masse ist später schneeweiß und luftig. Sie schmilzt auf der Haut und hinterlässt ein wunderbar weiches, gepflegtes Gefühl.

Zutaten für 1 Tiegel

- 60 g Mangobutter
- 15 g Kakaobutter
- 15 g Jojobaöl
- 5 g Vanilleöl
  (siehe Seite 90)
- 2 TL Maisstärke
- 15 Tropfen Parfümöl Ihrer Wahl
- 1 Tiegel

So geht's

1. Schmelzen Sie Mangobutter und Kakaobutter im Wasserbad bei niedriger Temperatur.

2. Wenn alles flüssig ist, Jojoba- und Vanilleöl dazugeben und alles gut miteinander verrühren.

3. Nun für 15 Minuten in den Gefrierschrank stellen.

4. Nach dem Kühlvorgang das Parfümöl und die Stärke hinzufügen und alles mit dem Handrührgerät schön fluffig aufschlagen. Die Masse sollte aussehen wie Rasierschaum und schneeweiß werden.

5. Ist diese Konsistenz erreicht, können Sie die Creme abfüllen oder direkt anwenden.

Die Bodybutter ist etwa drei Monate haltbar.

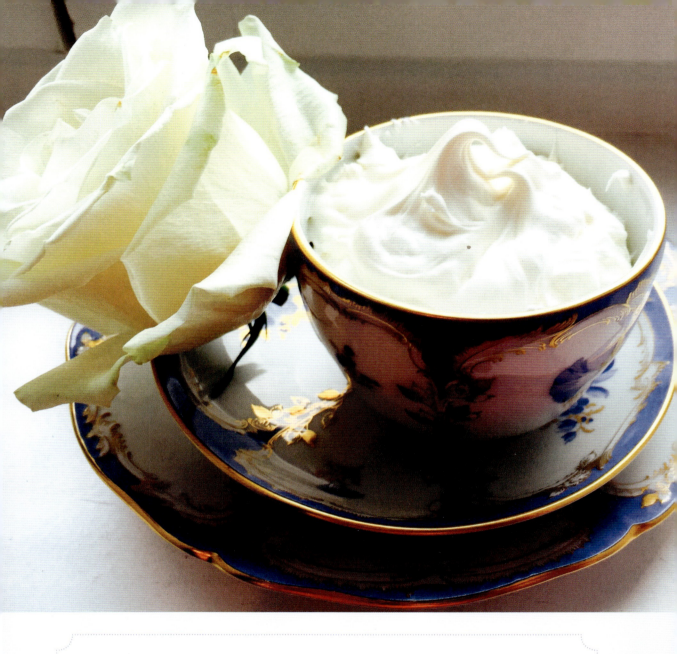

Mangobutter zieht gut in die Haut ein und hat eine feuchtigkeitsspendende und glättende Wirkung. Sie fühlt sich leichter und weniger fett an als Sheabutter und ist deshalb gerade in den wärmeren Monaten sehr beliebt.

VANILLA INSPIRATION – SANFTER DUFT FÜR FRISCHE HAUT

Hier haben wir es mit einem wirklich grandiosen Öl zu tun! Wer Vanilleduft liebt, braucht es dringend sofort! Es ist wirklich einfach herzustellen und funktioniert auch mit Vanilleschoten, deren Mark man schon zum Backen benutzt hat. Eine tolle Recyclingidee also, mit der Sie viel Freude haben werden – ob pur angewendet, in anderen Naturkosmetikrezepten oder als Geschenk.

Zutaten für eine kleine Flasche von etwa 250 ml

- 1 Vanilleschote
- 100 ml Jojobaöl
- 100 ml Mandelöl
- 1 hohe Flasche
- Papierteefilter

So geht's

1. Schneiden Sie die Schote längs durch und stecken Sie diese in ein hohes Fläschchen. Gießen Sie nun das Öl drauf und bedecken Sie die Schote komplett damit.

2. Verschließen Sie die Flasche und lassen Sie sie zwei Wochen an einem ruhigen Ort stehen. Sie sollten das Öl jeden Tag überprüfen und mehrmals am Tag hin und her schwenken, damit die Vanille ihr volles Duftpotenzial entwickeln kann.

3. Nach zwei Wochen entfernen Sie die Schote aus der Flasche. Nehmen Sie eventuell eine Pinzette dazu.

4. Gießen Sie das Öl durch einen Papierteefilter in eine frische Flasche – fertig.

Das Öl ist bis zu ein Jahr haltbar.

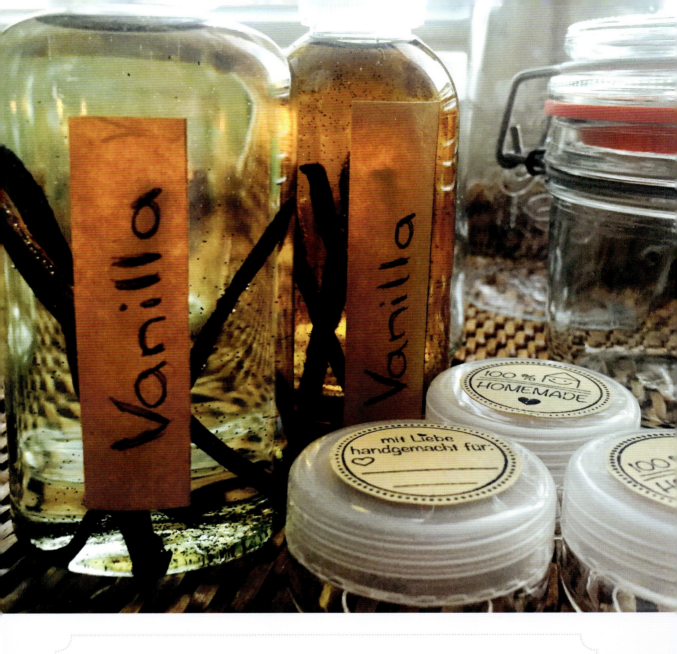

Die Königin der Gewürze ist eine Frucht der Orchideenart »vanilla«. Das Vanillin ist der Hauptaromastoff der Pflanze und zeichnet verantwortlich für den klassisch-warmen Duft, den die meisten von uns als äußerst angenehm empfinden.

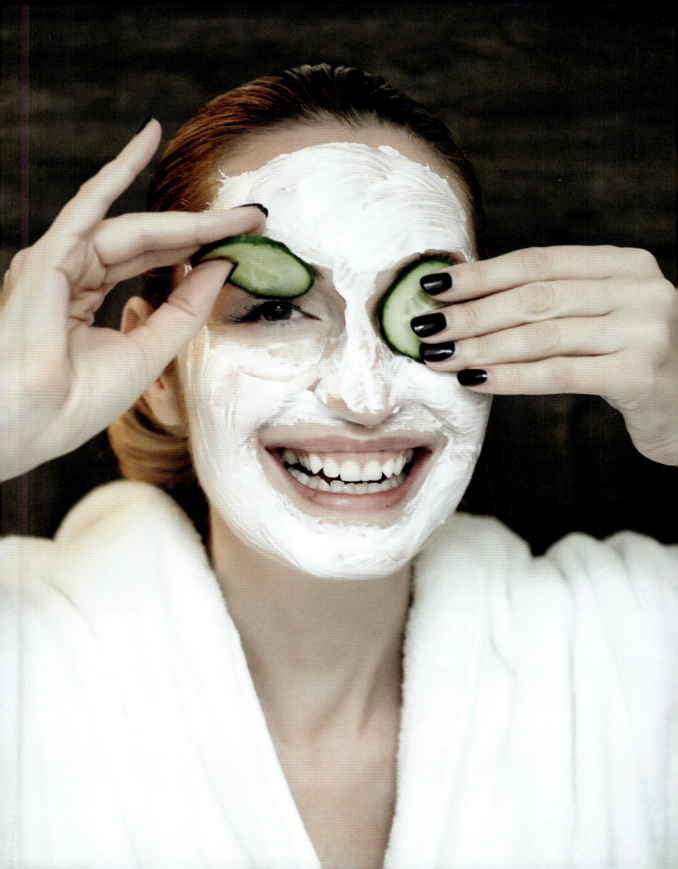

Gesicht

TRILOGIE VON DER MANDEL

Wer mein erstes Buch kennt, der weiß, dass ich Mandelmilch liebe. Aber selbst gemacht muss sie unbedingt sein! Nun bereite ich mir circa zweimal pro Woche 750 Milliliter frische Mandelmilch zu, und jedes Mal bleibt die Pulpe, also das Mandelmehl, übrig. So viele Kekse und Kuchen mag ich nun auch wieder nicht essen! Aber was könnte man sonst noch damit machen? Mir ist aufgefallen, dass die Mandelpulpe eine wunderbar sanfte Konsistenz hat, wenn man sie zum Beispiel zwischen den Fingern verreibt. Man merkt, dass das Mandelöl noch drinsteckt. Also habe ich ein bisschen herumexperimentiert und festgestellt, dass man aus Mandeln drei großartige Schönheitsmittel herstellen kann. Eins für die innerliche und zwei für die äußerliche Anwendung.

Mandelmilch

Zutaten für 750 ml

- 250 g Mandeln
- 750 ml gefiltertes oder abgekochtes Wasser
- Optional zum »Würzen«: Zimt, Kurkuma, Vanille, Muskatnuss
- Kokosblütensirup oder 2 Datteln (nach Belieben)
- 1 Nussmilchbeutel

So geht's

1. Füllen Sie die Mandeln in eine Schale und bedecken Sie sie anschließend mit kaltem Wasser. Lassen Sie sie etwa drei bis acht Stunden quellen.

2. Die gequollenen Mandeln kurz abspülen und dann mit dem Wasser in einen Hochleistungsmixer geben und so lange pürieren, bis eine weiße Flüssigkeit ohne Stücke entsteht.

3. Im letzten Schritt legen Sie nun ein Sieb mit einem Stofftuch aus und passieren die Mandelmilch durch das Tuch. Oder Sie besorgen sich einen sogenannten Nussmilchbeutel, dann geht es noch einfacher!

4. Lassen Sie die im Tuch verbliebene Masse gut abtropfen und pressen Sie sie dann zusätzlich noch aus, damit die gesamte Flüssigkeit genutzt wird. Fertig ist die Mandelmilch!

5. Nun können Sie sie nach Belieben würzen und kühl stellen.

Mandelpeeling

- Pulpe (Mandelmehl)
- 1 Nussmilchbeutel

So geht's

1. Nehmen Sie am besten die frische Pulpe aus der Mandelmilchherstellung, da sind noch die meisten Wirkstoffe drin.

2. Massieren Sie das Peeling in die gesamte Körperhaut ein, Sie können es auch für das Gesicht verwenden. Das Mandelmehl ist fein genug, und das enthaltene Mandelöl wird Ihre Haut reichhaltig pflegen.

3. Nun spülen oder duschen Sie das Peeling ab und tupfen die Haut trocken. Ich empfehle, einfach mal nachzuspüren, ob Sie jetzt überhaupt noch eine Bodylotion brauchen. Das Mandelöl könnte schon reichen.

Tipp:

Die musartigen Überreste der Mandeln lassen sich übrigens hervorragend trocknen und dann als feines Mandelmehl zum (glutenfreien!) Backen verwenden. Auch als Gesichtsmaske erweist das Mandelmehl tolle Dienste (siehe auch Seite 106).

TRILOGIE VON DER MANDEL

Mandel-Gesichtsmaske

Das Mandelöl pflegt und macht die Haut schön weich und geschmeidig, der Joghurt wirkt klärend und reinigend, und der Honig fördert die Zellerneuerung.

Zutaten für 1 Maske

- 2 EL Naturjoghurt
- 2 EL Mandelmehl/-pulpe
- 1 TL Honig (Bioqualität)

So geht's

1. Mischen Sie die Zutaten einfach gut miteinander und tragen Sie eine dicke Schicht auf Gesicht, Hals und Dekolleté auf.

2. Lassen Sie die Maske circa 20 Minuten einwirken.

Wenn wir Mandeln essen, nähren sie uns mit Vitamin E, den vielen essenziellen Aminosäuren und Magnesium. Sie sorgen für gute Nerven und eine stabile Muskelfunktion. Wenn man täglich eine Handvoll Mandeln isst, wirkt sich das sehr positiv auf unsere Haut aus.

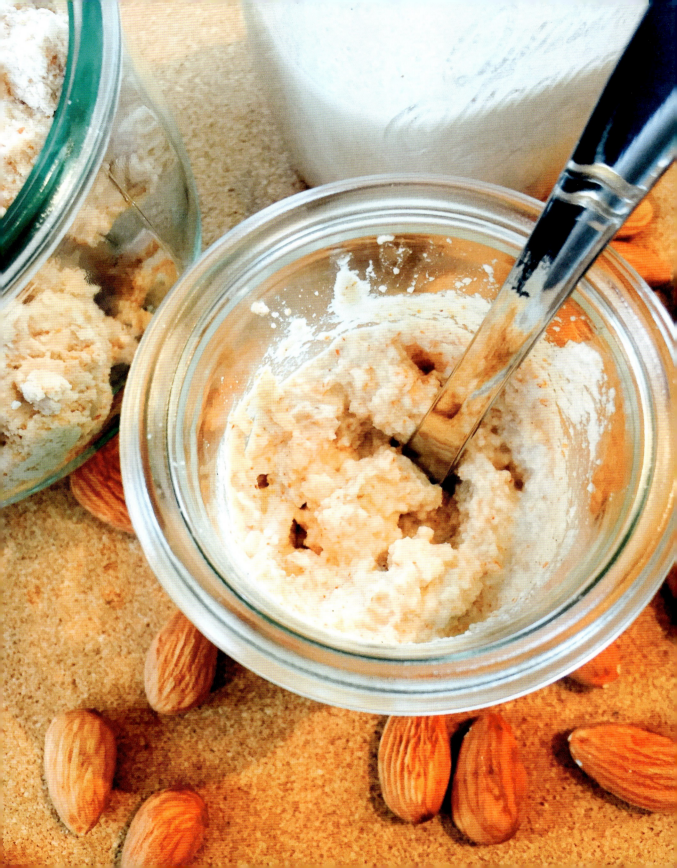

DEEP PORE – EIN PFLEGENDES GESICHTSDAMPFBAD

Die beste Grundlage für eine Geschichtsbehandlung ist ein Dampfbad. Es öffnet die Poren, Talg und Schmutz können dadurch aus der Haut entweichen, es regt die Durchblutung an und bereitet die Haut optimal für die nächsten Pflegeschritte wie Peeling und Maske vor. Gleichzeitig können die Pflanzenessenzen die Haut verwöhnen und pflegen. So erhält die Haut eine tief gehende Reinigung und atmet danach sprichwörtlich wieder auf. Außerdem wird das Gewebe der Haut gefestigt und die Muskulatur gestärkt und so Falten vorgebeugt. Integrieren Sie ein Gesichtsdampfbad einmal pro Woche in Ihr Pflegeritual – Ihre Haut wird es Ihnen danken!

Zutaten für 1 Dampfbad

- 5 EL getrocknete Kamillenblüten
- 5 Tropfen ätherisches Kamillenöl (optional)
- 1 große, hitzebeständige Schüssel
- 3 l heißes Wasser
- 1 großes Handtuch

So geht's

1. Reinigen Sie Ihr Gesicht und geben Sie die Blüten und das Öl in die Schüssel.

2. Erwärmen Sie das Wasser, sodass es heiß ist, jedoch nicht sprudelt, und überbrühen Sie die Kamillenblüten damit.

3. Stellen Sie die Schüssel nun an einen bequemen Ort, an dem Sie ruhig 15 Minuten entspannen können.

4. Nun decken Sie Ihren Kopf so zu, dass er sich wie unter einem Zelt über der Schüssel mit dem Kamillenbad befindet. Atmen Sie ruhig und genießen Sie den heißen Dampf für etwa 10 bis 15 Minuten.

5. Sollte es doch einmal zu heiß werden, einfach einen kleinen Spalt zwischen Tisch und Handtuch lassen.

6. Anschließend die Haut trocken tupfen, ausreinigen und ein Peeling und eine Maske auftragen.

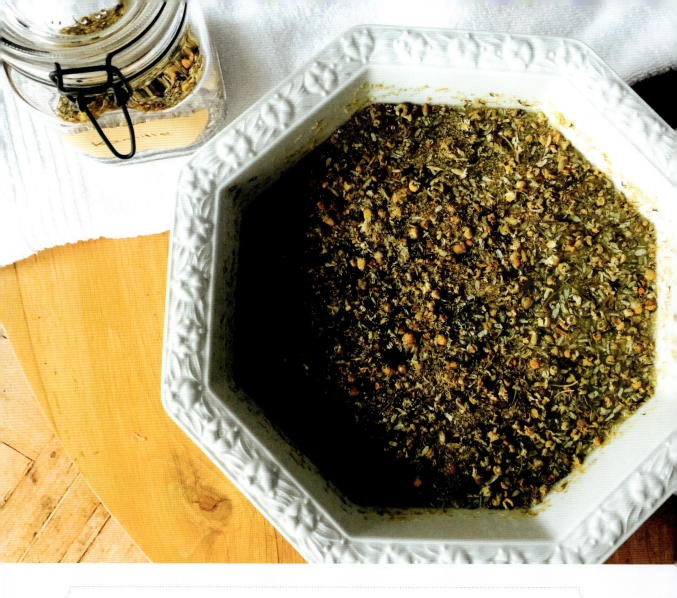

Die Wichtigkeit einer guten und vor allem regelmäßigen Gesichtsreinigung wird oft unterschätzt. Dabei ist das der entscheidende Schritt im Kampf gegen Zeichen der Hautalterung. Die Poren werden gereinigt und geöffnet. Nur so können weitere Pflegestoffe in die Haut eindringen und helfen, ein jugendliches Aussehen möglichst lang zu bewahren. Wer seine Haut nicht reinigt, konserviert Dreck in den Poren und fördert Unreinheiten und fahles Aussehen.

CARROT GLOW MASKE – FÜR DEN SCHÖNEN TEINT

Eigentlich war dieses Rezept eher ein »Zufallsprodukt« – und zwar kam mir die Idee beim Frühstück oder vielmehr danach. Nämlich genau dann, als mal wieder etwas vom frisch gepressten Karottensaft übrig blieb. Als ich da an meine Tonerde dachte, mit der ich noch irgendwas kreieren wollte, habe ich recherchiert und festgestellt, dass diese Kombination keine schlechte Idee ist. Und schon stand ich in meiner Versuchsküche und rührte diese Maske an. Sie gibt müder und gestresster Haut ihren Glow zurück.

Zutaten für 1 Maske

- 5 TL Tonerde
- 6 TL frischer gepresster Karottensaft
- 4 Tropfen Vitamin-E-Öl (optional)

So geht's

1. Füllen Sie die Tonerde in eine kleine Schüssel oder in ein Weckglas.

2. Nun mischen Sie Saft und Erde miteinander, bis Sie mit der Konsistenz zufrieden sind. Die Mischung sollte weder zu feucht noch zu trocken sein.

3. Als Letztes können Sie noch das Vitamin-E-Öl beimischen. Es gibt noch mal einen extra Wirkstoff-kick.

4. Nun die Mischung auf die gereinigte Haut auftragen und alles einwirken lassen, bis die Maske getrocknet ist und ein Spannungsgefühl aufkommt.

5. Mit warmem Wasser gründlich abwaschen und mit der gewohnten Pflegeroutine fortfahren.

Diese Maske sollte immer frisch zubereitet und schnell angewendet werden, solange die Vitamine im Saft noch aktiv sind.

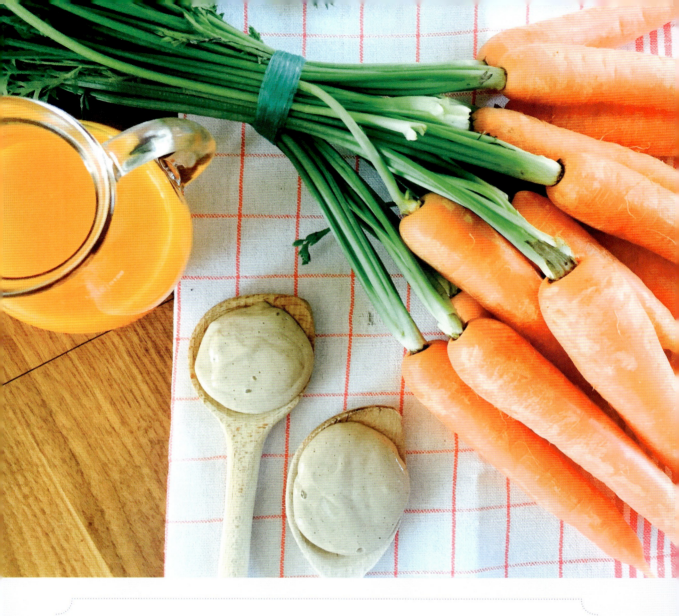

Möhren sind für ihren hohen Vitamin-A-Gehalt bekannt. Außerdem enthalten sie Beta-Carotin und viel Vitamin C und E. All das ist sehr gut, um spröde und gestresste Haut zu beruhigen und sie wieder zum Strahlen zu bringen.

Tonerde ist sehr mineralstoffreich. Sie reinigt die Poren aufgrund ihrer sehr hohen Binde- und Saugfähigkeit.

CLEAN IT – EINE REINIGUNGSMASKE MIT HEFE

Diese Maske ist noch aus dem Buch von meiner Oma, das mein Interesse für Naturkosmetik seinerzeit geweckt hat. Ich würde sie als absoluten Reinigungsklassiker bezeichnen. Vielleicht ist sie etwas in Vergessenheit geraten, aber sie hat rein gar nichts von ihrer phänomenalen Wirkung verloren. Viele Kosmetika werden mit Hefekulturen angereichert. Im Grunde ist Hefe eine Pilzkultur, die die Fähigkeit besitzt, sich rasend schnell zu vermehren. Das kennen wir vom Aufgehen beim Hefeteig. So ähnlich wirkt Hefe auch in dieser Maske – sie dringt in die Poren, reinigt sie und schleust Sauerstoff ein. Das macht das Hautbild bei regelmäßiger Anwendung deutlich glatter.

Zutaten für 1 Maske

- 1 Päckchen frische Hefe
- 3 EL lauwarme Milch
- 1 TL Zitronensaft

So geht's

1. Die Hefe in die lauwarme Milch bröckeln und schön glatt rühren.
2. Den Zitronensaft dazugeben.
3. Die fertige Masse mithilfe eines Pinsels dick auf das gereinigte Gesicht auftragen und etwa 15 Minuten einwirken lassen.
4. Anschließend das Gesicht lauwarm abwaschen.

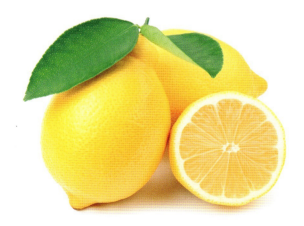

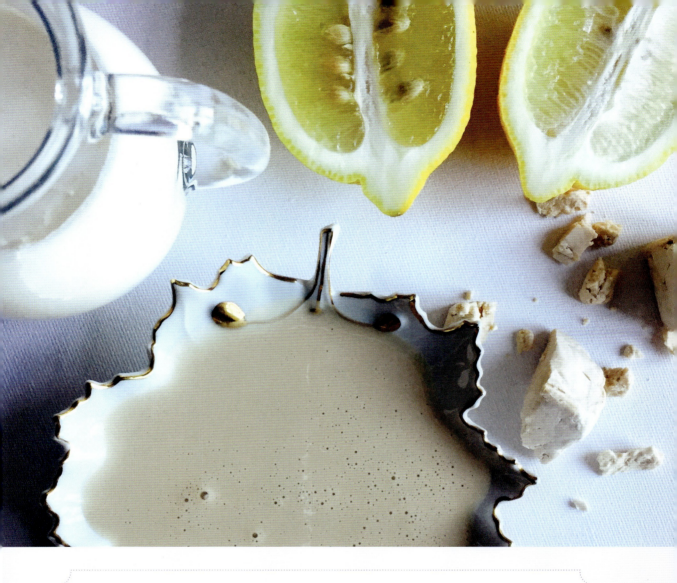

Hefe ist ein klassischer Porenreiniger und wird Ihre Haut von Unreinheiten befreien. Dabei wirkt die Hefe entzündungshemmend wie auch antibakteriell, sodass selbst eitrige Pusteln schnell abheilen können und keinerlei Vernarbungen zurückbleiben. Sie reinigt die Haut und nährt sie zusätzlich. Hefe schafft es auch, müden Hautzellen einen ordentlichen Sauerstoffschub zu verpassen. Gleichzeitig wird die Zellteilung angekurbelt, die ab dem 40. Lebensjahr ebenfalls nur mit gedrosselter Kraft abläuft. Dadurch wachsen in der Oberhaut verstärkt neue Zellen nach, die Haut sieht rosiger und glatter aus.

BLUEBERRY ANTI AGING MASK –
JUNG BLEIBEN LEICHT GEMACHT

Mein Favorit

Wer mich kennt, der weiß: Ich liebe Beeren! Die könnte ich wirklich immer essen! Blaubeeren schmecken nicht nur wunderbar, sondern man tut sich auch etwas Gutes. Denn die kleinen dunklen Powerkugeln stecken voller Antioxidantien und Vitamin C.

Was von innen gut ist, ist es auch von außen! Deshalb hier eine Maske, die ich nicht ohne Grund Anti-Aging-Maske genannt habe. Denn Antioxidantien und Vitamin C sind die perfekten Kämpfer gegen Zeichen der Hautalterung.

Zutaten für 1 Maske

- 1 Beutel Fencheltee
- 2 EL Dinkelschmelzflocken oder Haferflocken
- 3 EL frische Blaubeeren
- 1 EL Traubenkernöl
- 1 TL Honig
- Saft 1/2 Zitrone

So geht's

1. Den Inhalt des Teebeutels in eine kleine Schüssel geben und mit etwas heißem Wasser übergießen. Zehn Minuten ziehen lassen.

2. Wenn Sie keine Schmelzflocken zur Hand haben, geben Sie normale Haferflocken in den Mixer und zerkleinern sie. Die Maske ist dann stückiger, aber das macht nichts!

3. Nun sämtliche Zutaten inklusive des kompletten Fenchelsuds in den Mixer geben und alles zu einer homogenen Masse verarbeiten.

4. Tragen Sie die Maske nun auf das gereinigte Gesicht auf und lassen Sie sie 15 Minuten einwirken.

5. Danach gründlich abspülen und die gewohnte Pflegeroutine starten.

Diese Maske sollte immer frisch zubereitet und schnell angewendet werden.

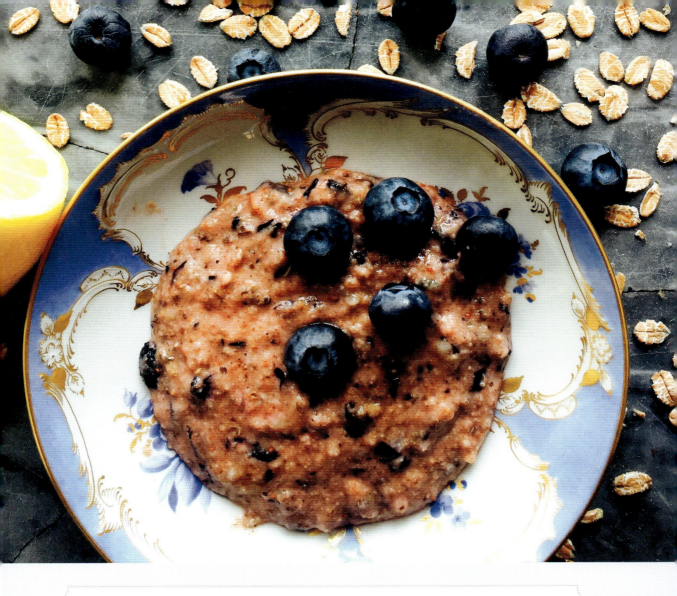

Durch die Flavonoide sowie das Vitamin C aus den Blaubeeren werden Alterungserscheinungen hinausgezögert. Die Antioxidantien in Blaubeeren und Traubenkernöl zerstören die sogenannten freien Radikale, die in der Haut unter anderem die Kollagenfasern angreifen, und schützen die Haut somit vor Gewebeerschlaffung. Der Fenchel enthält Spurenelemente wie Eisen, Kupfer und Kieselsäure, die den Vitaminen dabei helfen, die Kollagenbildung wieder anzuregen.

ALMOND SUGAR FACIAL – SANFTES GESICHTSPEELING

Es ist sehr wichtig, das Gesicht regelmäßig von abgestorbenen Hautschüppchen zu befreien.

Erstens wird die obere Hautschicht so angeregt, sich schneller zu erneuern, und zweitens gibt ein Peeling eine Extraportion Glow! Ich mache es vor jedem Fernsehauftritt. Ich kann spüren, dass die Haut den ganzen Tag besser durchblutet ist. Übrigens: Der beste Zeitpunkt, ein Gesichtspeeling vorzunehmen, ist am Morgen. Da ist die Haut nicht nur von der Nacht bestens regeneriert, sie ist auch äußerst belastbar. Durch ein Peeling ist die Haut aufnahmefähiger für eine Maske und deren Pflegestoffe. Auch das Make-up hält viel besser!

Dieses Peeling duftet zudem so wunderbar nach Karamell, dass es mich immer an Kindertage erinnert!

Zutaten für 1 Tiegel

- 50 g Mandelpulpe
- 50 g Muscovado-Zucker
- 1 TL Zimt
- 30 g Mandelöl
- 2 TL Vanilleöl
  (siehe Seite 90)
- 15 g Honig
- 1 Tiegel

So geht's

1. Wenn Sie keine Reste aus der Mandelmilchherstellung parat haben, zerkleinern Sie die Mandeln sehr fein im Mixer, dann haben Sie auch eine Mandelpulpe. Nun werden Mandeln, Zucker und Zimt vermischt.

2. Zuletzt die Öle und den Honig einrühren, bis die Masse glatt und geschmeidig ist. Wenn sie Ihnen noch zu trocken erscheint, einfach etwas mehr Öl beifügen.

3. Füllen Sie die Masse in den Tiegel.

4. Nun nehmen Sie zur Anwendung eine Handvoll Peeling heraus und wenden es auf zuvor gereinigtem und noch feuchtem Gesicht an. Tragen Sie es mit kreisenden, sanften Bewegungen auf und vergessen Sie Ihren Hals nicht!

5. Fahren Sie mit der Bewegung fort, bis Sie das ganze Gesicht (Augenpartie großflächig aussparen) und den Hals gleichmäßig behandelt haben.

6. Waschen Sie alles mit lauwarmem Wasser ab und führen Sie Ihre gewohnte Pflegeroutine fort. Um die Pflege noch zu komplettieren, können Sie anschließend die Mandelmaske von Seite 96 anwenden.

Das Peeling ist im Tiegel etwa drei Monate haltbar.

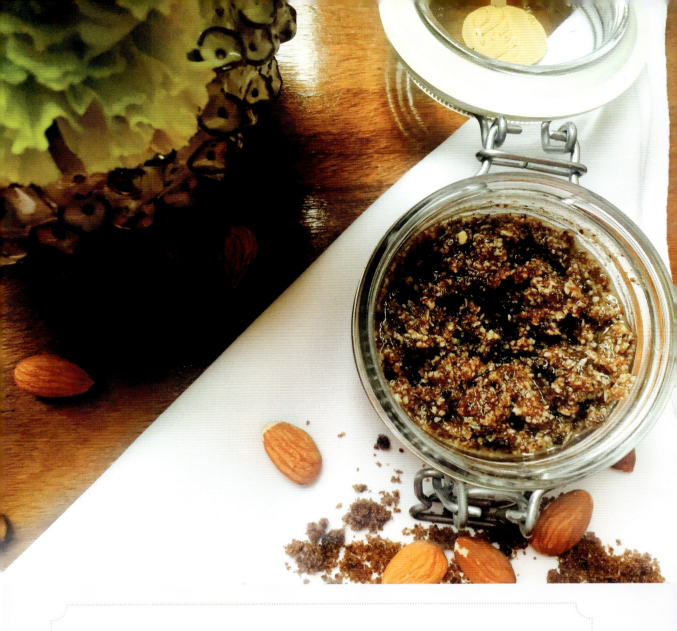

Muscovado-Zucker ist ein malziger, feinkörniger Zucker aus Mauritius. Ich habe ihn gewählt, weil er sich auf dem feuchtem Gesicht langsam auflöst und sehr sanft zur zarten Gesichtshaut ist. Die gemahlenen Mandeln fungieren wie ein natürliches Schmirgelpapier – sie reinigen und öffnen die Poren. So können die Pflegestoffe des Mandelöls und auch die des Honigs perfekt einwirken.

QUARK, QUARK, BABY!

Nach längeren Flugreisen oder nervigen Drehtagen, nach zu kurzen Nächten oder zu viel Champagner, nach einem Streit mit der Freundin oder allgemeinem Genervtsein, wenn ich einen Auftrag nicht bekomme, Pickel habe oder einfach allein zu Hause bin, wenn ich mal verquollene Augen habe oder meine Tage ... Die Quarkmaske ist meine »Geheimwaffe« – so einfach wie wirkungsvoll. Ich nutze sie wöchentlich, seit ich zwölf (!!) Jahre alt bin, und ich liebe sie. Günstiger geht schöne Haut wohl kaum!

Denken Sie immer daran: Entspannung, die man sich selbst gönnt, wirkt sich sehr positiv auf Ausstrahlung und Aussehen aus!

Zutaten pro Maske

- 3 EL Quark (Magerquark bei fettiger Haut/vollfetten bei trockener Haut)
- 5 cm Gurke oder
- 2 TL Honig

Tipp:

Wenn Sie morgens zu geschwollenen Augen neigen, dann streichen Sie den Quark direkt aus dem Kühlschrank vorsichtig auch dick rund um das Auge – das wirkt Wunder! Wenn Sie einen Sonnenbrand haben, behandeln Sie diese Stellen ebenfalls mit einer Quarkmaske!

So geht's

Ich habe drei verschiedene Varianten für Sie:

1. Quarkmaske mit Gurke
   Sie hilft super bei Hautunreinheiten: Gurkenstück schälen, zu Mus mixen und unter den Quark Ihrer Wahl geben.

2. Quarkmaske mit Honig
   Sie beruhigt und pflegt die Haut, besonders in den Wintermonaten. Hier empfehle ich, einen 40-prozentigen Quark zu nehmen. Den Quark einfach mit dem Honig vermischen.

3. Quarkmaske pur: Verwenden Sie einfach reinen Quark Ihrer Wahl.

Alle Masken lasse ich mindestens 20 Minuten einwirken. Sie werden merken, dass sie an den besonders bedürftigen Stellen des Gesichts schneller eintrocknet.

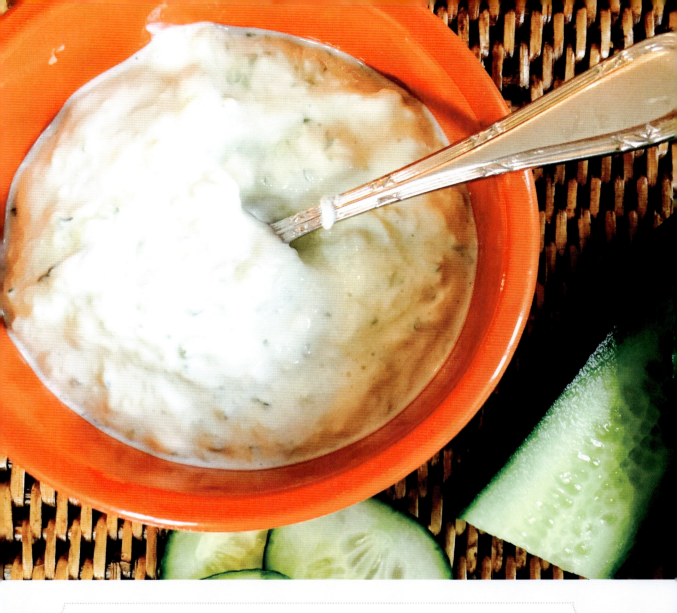

Quark enthält neben Eiweiß und Milchsäurebakterien noch viel Kalzium. Auf die Haut aufgetragen, hat er eine angenehm kühlende und Poren zusammenziehende Wirkung. Das Hautbild wirkt dadurch gestrafft und frisch. Zudem ist Quark entzündungshemmend, arbeitet also Unreinheiten entgegen. Je nach Hauttyp können Sie Magerquark oder die vollfette Version verwenden.

GO FRUITY – EINE PFLEGENDE FRUCHTSÄUREMASKE

Fruchtsäuremasken beleben den Teint und lassen die Haut wieder neu strahlen. Die milde Säure von Ananas und Joghurt befreit die Haut sanft von abgestorbenen Hautschüppchen und kurbelt die körpereigene Kollagenproduktion an. Honig und Kokosöl spenden Feuchtigkeit und geben Geschmeidigkeit. Nach der Maske wird Ihre Haut glatter und ebenmäßiger erscheinen. Diese Maske ist perfekt für die Wintermonate, wo unsere Haut vielen Wetterschwankungen ausgesetzt ist und zwischen Kälte und warmer Heizungsluft ausbalancieren muss. Wenn Sie die Maske im Sommer anwenden, achten Sie bitte darauf, nach Anwendung einen Sonnenschutz aufzutragen, denn Fruchtsäure macht die Haut lichtempfindlicher. Außerdem duftet die Maske so herrlich nach einer Piña Colada – yummy!

Zutaten für 1 Anwendung auf Gesicht und Hals

- 30 g frische Ananas
- 1 EL Joghurt
- 1 EL Kokosöl
- 2 EL Heilerde
- 1 TL Honig

So geht's

1. Ananas mit dem Joghurt und dem zimmerwarmen Kokosöl in einen Mixer geben und möglichst fein pürieren. Eventuell gröbere Stückchen entfernen.

2. Jetzt die Heilerde und den Honig dazugeben und gut mischen, bis keine Klümpchen mehr zu sehen sind.

3. Lassen Sie die Maske rund zehn Minuten auf der zuvor gereinigten Haut einwirken und waschen Sie sie dann mit lauwarmem Wasser wieder ab.

Tipp:

Probieren Sie diese Maske auch mal mit Papaya oder Erdbeeren – diese Früchte sind ebenfalls gute Fruchtsäurelieferanten.

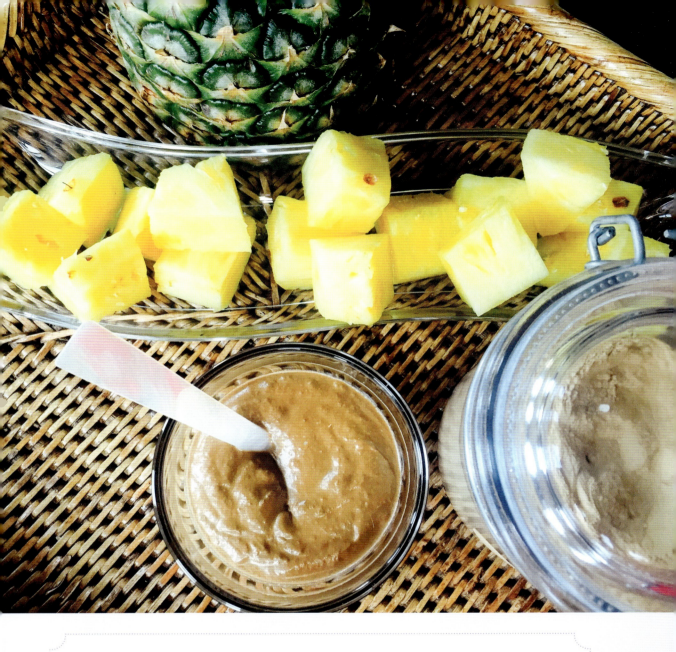

Heilerde ist ein idealer Helfer, um die Poren wieder zu verfeinern. Sie reinigt die Haut und zieht die Poren wieder richtig zusammen. Zudem regt sie die Durchblutung an und wirkt entzündungshemmend.

REFRESH YOURSELF – GURKENMASKE ON THE ROCKS

Diese Maske hat eine kühlende und zugleich abschwellende Wirkung. Gerade wenn nach einer zu kurzen Nacht die Haut fahl und trostlos aussieht, haucht die Refresh-Yourself-Maske ihr wieder rosiges Leben ein!

Außerdem ist diese Maske immer griffbereit im Gefrierschrank, und Sie bestimmen selbst, wie weit Sie sie auftauen lassen!

Zutaten 16 Eiswürfel

- 1 ganze geschälte Gurke
- 2 EL Kokosöl
- 50 g Aloe-vera-Gel
- Eiswürfelförmchen

Zubereitung

1. Alle Zutaten in den Mixer geben und fein pürieren.

2. In Eiswürfelformen geben und einfrieren.

3. Bei Bedarf auftauen, 15 Minuten auf die gereinigte Haut auftragen und einwirken lassen.

4. Abwaschen und die gewohnte Pflege auftragen.

Tipp:

Eine Portion auftauen lassen und auf Gesicht und Hals auftragen, und eine Portion im gefrorenem Zustand vorsichtig um die geschwollenen Lider kreisen lassen.

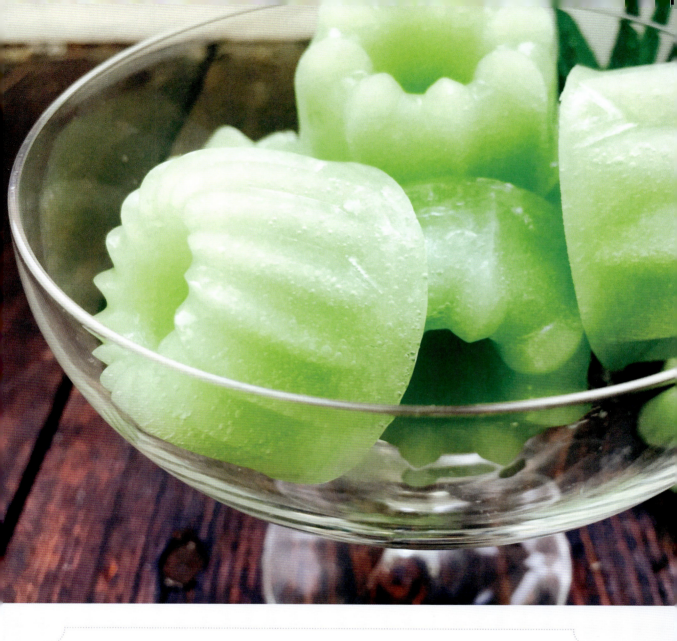

Aloe vera und Gurke sind die perfekten Partner. Beide spenden unglaublich viel Feuchtigkeit. Da die Maske kalt ist, wird Ihre Haut einen extra Frischekick bekommen.

Das Kokosöl macht die Haut zudem schön geschmeidig und vertreibt Spannungsgefühle.

RESCUE ME MASK – HILFE BEI TROCKENER HAUT

Diese Maske ist gedacht für besonders gestresste und trockene Haut. Sie hat mich im letzten Skiurlaub gerettet. Wind, Schnee und Kälte hatten ihr nämlich wirklich zugesetzt, und ich bemerkte schon richtige trockene Stellen an Kinn und Stirn – vermutlich von Helm und Skibrille.

Zutaten für 1 Maske

- 2 EL reife Avocado
- 1 EL griechischer Joghurt
- 1 TL Honig

So geht's

1. Einfach alle Zutaten gut miteinander vermischen. Ich nehme einen Zauberstab, dann geht es innerhalb von Sekunden, und man hat eine völlig homogene Masse ohne Klümpchen.

2. Tragen Sie die Maske direkt danach auf das zuvor gut gereinigte Gesicht auf. Ich empfehle, eine Gesichtsbürste zu benutzen.

3. Lassen Sie die Maske ruhig 30 Minuten und länger einwirken. Anschließend mit warmem Wasser abwaschen. Genießen Sie das angenehme Gefühl von gut genährter Haut.

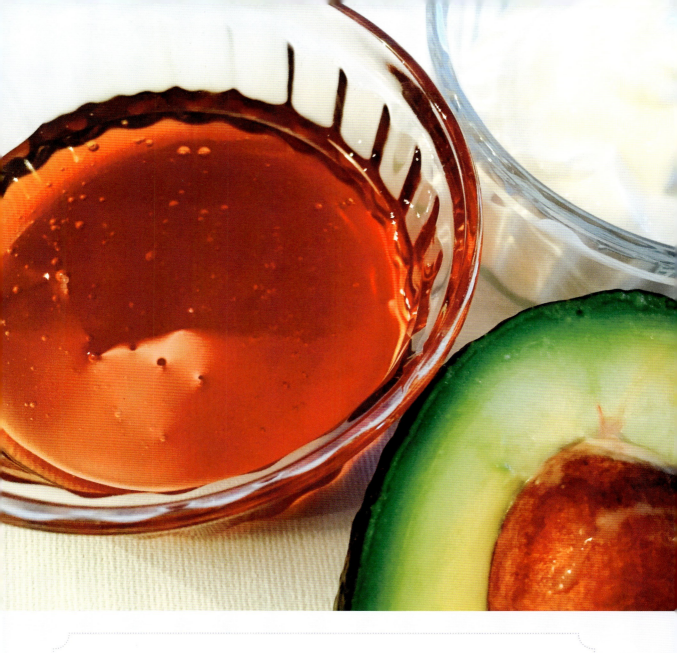

Die Avocado ist reich an Öl, Vitaminen und Mineralstoffen, die in die Haut eindringen. Der Joghurt spendet viel Feuchtigkeit, und der Honig und die Milchsäurekulturen im Joghurt regen die Zellerneuerung an.

DIY MOUTHWASH – SCHENKT GESUNDE ZÄHNE UND FRISCHEN ATEM

Ein gutes Mundwasser und/oder eine Spülung gehören für mich mit zu meiner täglichen Mundpflege dazu. Aber oft habe ich mich schon über üblen oder viel zu scharfen Geschmack der gängigen Supermarktprodukte geärgert. Wenn man ein Mundwasser selbst machen möchte, sollte man überlegen, was es können muss. Primär sollte es Säuren, die den Zahnschmelz angreifen können, neutralisieren, die Kariesbildung hemmen und einen frischen Geschmack hinterlassen. Desinfektion ist auch noch gut. Folgendes Rezept ist bei meinen Überlegungen herausgekommen.

Zutaten für 1 Flasche

- 240 ml abgekochtes und abgekühltes Wasser
- 8 g Natron
- 4 g naturreines ätherisches (japanisches) Minzöl
- 4 g naturreines ätherisches Teebaumöl
- 1 TL Xylitol (Birkenzucker)
- 1 Schraubglas oder 1 Flasche

So geht's

1. Einfach alle Zutaten in ein Schraubglas oder eine kleine verschließbare Flasche geben und alles gut durchschütteln.

2. Das müssen Sie vor jeder Anwendung wiederholen, da sich das Natron am Boden absetzt.

3. Spülen Sie sich den Mund nach jedem Zähneputzen mit 1 bis 2 EL des Mundwassers aus.

4. Die Dauer der Anwendung sollte mindestens 30 Sekunden umfassen.

Da die Mundspülung ohne Konservierungsstoffe auskommt, empfehle ich, keine großen Vorratsmengen davon anzumischen, sondern alle acht bis zehn Tage (so lange hält die Spülung bei mir) eine neue zu produzieren.

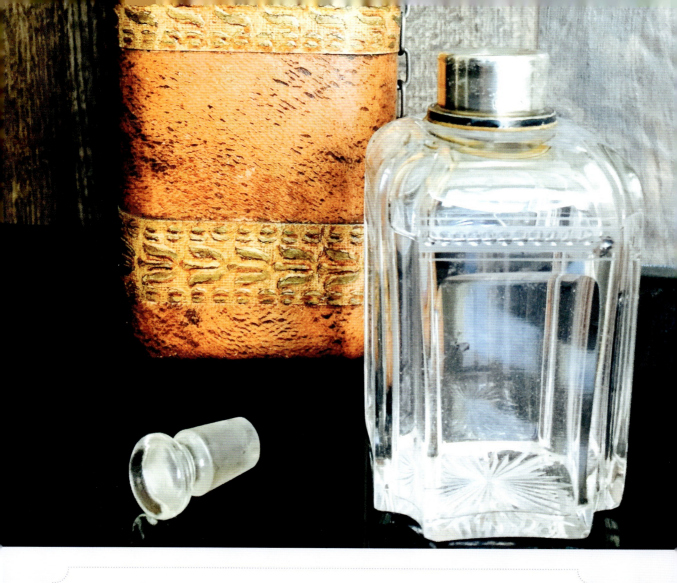

Natron finden Sie in vielen Mundpflegeartikeln. Oft wird es dort unter der Bezeichnung »natürliches Mineralsalz« geführt. Natron wird in der (Natur-)Kosmetik gerne benutzt, weil es sämtliche Säuren neutralisiert. So auch hier. Das Teebaumöl wirkt antibakteriell und hilft, kleine Wunden im Zahnfleisch zu reinigen – und es regt die Hauterneuerung an. Birkenzucker kennen Sie sicher bereits aus Ihrer Küche als Süßstoff. Er wirkt aber auch karieshemmend und ist in meinem Rezept ein guter Helfer – auch für den Geschmack. Das Minzöl sorgt zusätzlich für einen frischen Atem.

KISS ME BALM – FÜR VERFÜHRERISCHE LIPPEN

Ich gebe es zu, ich bin ein Lippenbalsam-Junkie! Ich muss immer etwas Pflegendes auf den Lippen haben, sonst fühle ich mich nackt! Ich habe es aber nicht so mit farbigen Lippenstiften, sondern mag eher natürlichen Glanz. Hier mein Do-it-yourself-Rezept für einen Lippenbalsam, der nicht nur köstlich riecht und schmeckt (man leckt ihn ja doch irgendwie ab), sondern der auch wirklich sehr gut pflegt.

Ich fülle ihn in kleine Cremetiegel ab und lagere sie im Auto und in sämtlichen Handtaschen. Diese Cremetiegel bekommt man gut in Drogerien oder in Onlineshops. Fragen Sie auch mal in einer Parfümerie nach.

Zutaten für 3 Tiegelchen á 20 ml

- 2 EL Sheabutter
- 3 EL Bienenwachsdrops
- 2 EL Mandelöl
- 2 TL Honig
- 1 TL Vanilleöl (siehe Seite 90)
- 3 kleine Tiegelchen

So geht's

1. Schmelzen Sie Sheabutter und Bienenwachsdrops im Wasserbad und geben Sie, wenn alles flüssig ist, das Mandelöl hinzu.

2. Nehmen Sie alles vom Herd und rühren Sie den Honig und das Vanilleöl ein.

3. Füllen Sie die Balsammasse nun in die Tiegel und lassen Sie sie im Kühlschrank erkalten.

Der Lippenbalsam ist etwa sechs Monate haltbar.

Achtung:

Durch das Bienenwachs wird die Masse sehr schnell wieder fest. Deshalb nicht zu langsam arbeiten und die Wachsmischung zeitig in die Tiegelchen füllen!

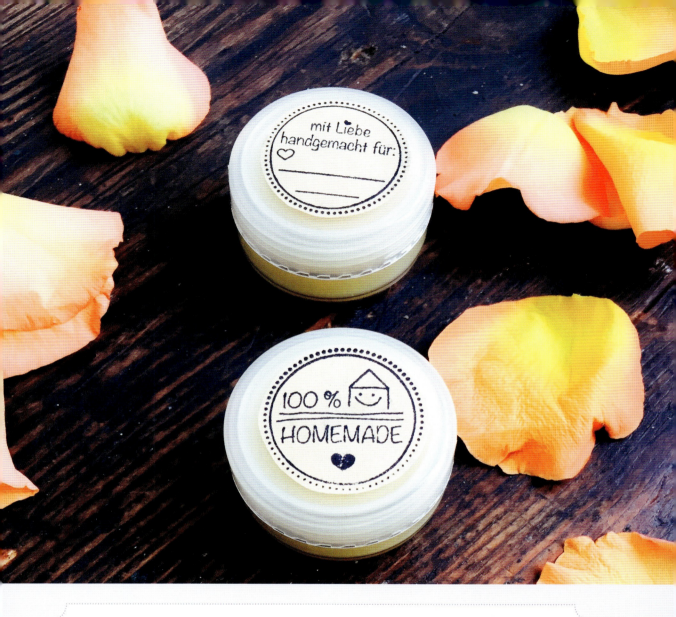

Mandelöl und Sheabutter wirken extrem pflegend auf die zarte Lippenhaut. Das Bienenwachs sorgt nicht nur für die typische »Pflegestiftkonsistenz«, sondern schützt die Haut auch vor schlechten äußeren Einflüssen wie Wind und Sonne. Zudem schließt es auch die Pflegestoffe der Öle schön ein. Der Honig wirkt entzündungshemmend und regt die Hauterneuerung an.

CHOCOLATE SEDUCTION LIPBALM – AUCH FÜR KINDER EIN HIGHLIGHT

Mein Favorit

Sie haben richtig gelesen – Lippenbalsam aus Schokolade!! Ich bin mittlerweile süchtig danach und dachte auch erst, es wäre zu schön, um wahr zu sein! Während ich den Text hier schreibe, habe ich etwas von meinem »Chocolate Seduction Balm« auf den Lippen und so die ganze Zeit diesen köstlichen Duft von dunkler Schokolade in der Nase. Herrlich!

Mein Sohn sieht ja nun tagtäglich, was seine Mama da so alles in der Küche »zusammenbraut«. Als er sah, dass ich Schokolade benutze, wollte er unbedingt probieren. Er war natürlich begeistert, weil der Balsam wirklich köstlich duftet. Also bekam er sein eigenes Döschen mit in den Schulranzen. Am Tag darauf kam er freudestrahlend aus der Schule und fragte, ob ich bis morgen noch mehr Lippenbalsam machen könnte – er habe vier Bestellungen von seinen Mitschülern!

Zutaten für 3 kleine Tiegelchen á 20 ml

- 10 g Bienenwachs
- 10 g Kakaobutter
- 5 g Sheabutter
- Vanillemark aus 1 Schote
- 15 g dunkle Schokolade (70 Prozent Kakaoanteil)
- 8 g Vanilleöl (siehe Seite 90)
- 5 g Jojobaöl
- 5 g Rizinusöl
- 15 Tropfen Aromaöl »Dark Chocolate« (z.B. von Rosarome)
- 3 Tiegelchen

So geht's

1. Bienenwachs und die Kakaobutter im Wasserbad schmelzen lassen.

2. Dann Sheabutter, Vanillemark und die Schokolade hinzugeben und ebenfalls schmelzen lassen.

3. Als Letztes einfach die Öle und das Aromaöl dazugeben. Alles gut vermischen. Es sollte eine homogene duftende Flüssigkeit entstehen.

4. Da die Masse durch das Bienenwachs schnell erkaltet, alles zügig abfüllen.

5. Voilà – fertig ist dieser köstlich duftende und pflegende Lippenbalsam!

Der Balsam ist etwa drei Monate haltbar und kommt auch bei Kindern richtig gut an!

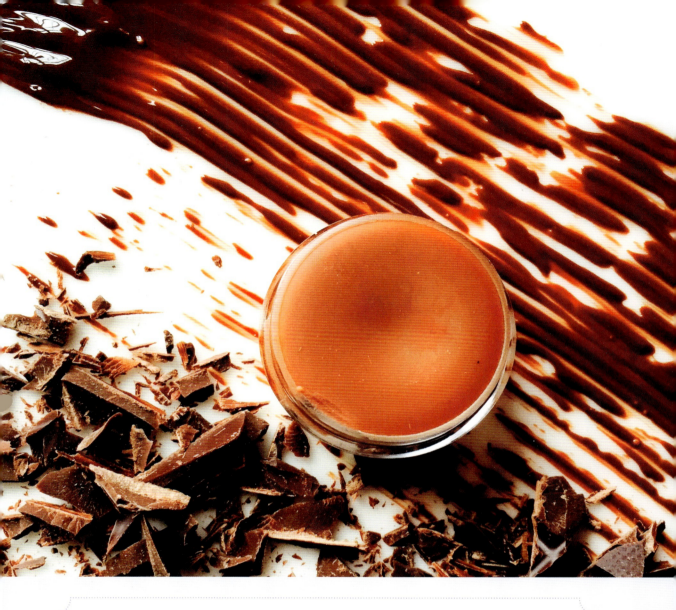

Rizinusöl bringt einen tollen Glanz, und Sheabutter, Bienenwachs und Kakaobutter sind das perfekte Trio für gepflegte Lippen!

Wussten Sie übrigens, dass der Duft von Vanille und Schokolade bewirkt, dass man weniger Hunger auf Süßes hat? Damit hat der Lippenbalsam noch einen kleinen Figur-Joker im Ärmel!

HIMBEERLIPPEN – EIN FRUCHTIGER VANILLEBALSAM

Dies ist ein weiteres tolles und effektives Rezept zur Pflege Ihrer empfindlichen Lippen! Der Geschmack des Lippenbalsams ist fruchtig, und er riecht nach Vanille und Himbeeren.

Zutaten für 3 kleine Tiegelchen á 20 ml

- 1 kleine Schale Himbeeren
- 12 g destilliertes Wasser
- 3 g Vanilleöl (siehe Seite 90)
- 5 g Bienenwachs
- 6 g Kokosöl
- 2 g Sheabutter
- Mark von 1 Vanilleschote
- 4 g Rizinusöl
- 1 g Vitamin-E-Öl (optional, verlängert aber die Haltbarkeit deutlich)
- 1 TL Honig
- 3 kleine Tiegelchen

Tipp:

Lassen Sie die ausgekratzte Vanilleschote bei den Beeren mitköcheln – das gibt noch zusätzlich Geschmack.

So geht's

1. Zunächst geben Sie die gewaschenen und abgetrockneten Himbeeren in einen kleinen Topf und zermatschen sie mithilfe einer Gabel. Das destillierte Wasser dazugeben und alles aufkochen lassen. Dann die Hitze zurückstellen und die Mischung 15 Minuten köcheln lassen. Dies dient der Konservierung.

2. Währenddessen das Bienenwachs, das Kokosöl, die Sheabutter und das Mark der Vanilleschote über dem Wasserbad schmelzen lassen.

3. Nach den 15 Minuten die Beerenmischung durch einen Kaffeefilter abgießen. Nun hat man die schöne rote Farbe aus den Himbeeren gewonnen.

4. Wenn alle Fette geschmolzen sind, können Sie Rizinusöl, das Vanilleöl und den Honig einrühren.

5. Jetzt 2 TL der Beerenfarbe in die Fett-Öl-Mischung rühren. Da wir ohne Emulgator arbeiten, erfordert das jetzt etwas Rührarbeit: Nehmen Sie die Schüssel vom Wasserbad und rühren Sie die ganze Mischung kräftig durch. Funktioniert auch mit einem Handrührer.

6. Die Mischung kühlt wegen des Bienenwachses schnell ab. Wenn es zu fest wird, können Sie es nochmals kurz anschmelzen. Nun das Vitamin E dazugeben und dann wieder kräftig rühren. Nach ca. zehn Minuten müsste sich alles gut verbunden haben.

7. Füllen Sie den Lippenbalsam in kleine Döschen ab und lassen ihn komplett auskühlen.

Der Balsam ist drei Monate haltbar.

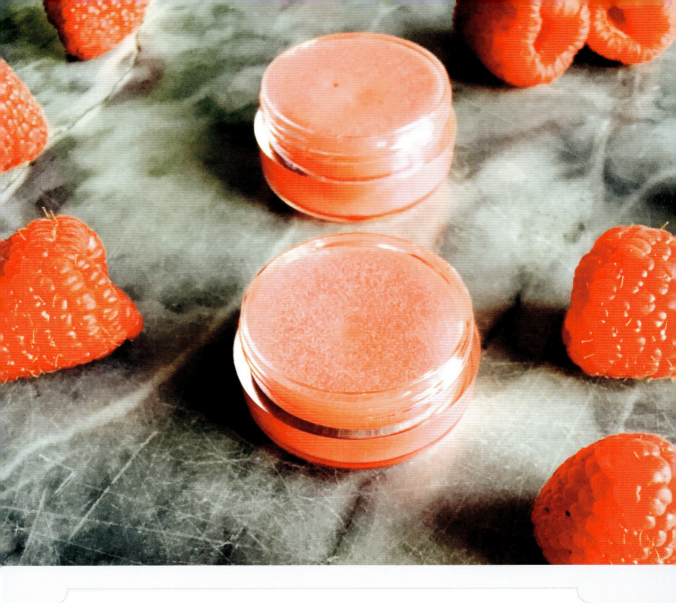

Lippenpflege ist ein ganzjähriges Thema, denn die Haut auf den Lippen ist sehr dünn und ohne Talgdrüsen. Das bedeutet, dass die Haut dort schnell rissig und spröde werden kann. Die Mischung aus Kokos- und Rizinusöl in Kombination mit der Sheabutter versorgt die Haut zunächst gut mit Feuchtigkeit. Die Wirkstoffe der Sheabutter legen sich dann wie eine schützende Decke auf die Lippen und bewahren die Haut vor schädlichen Einflüssen.

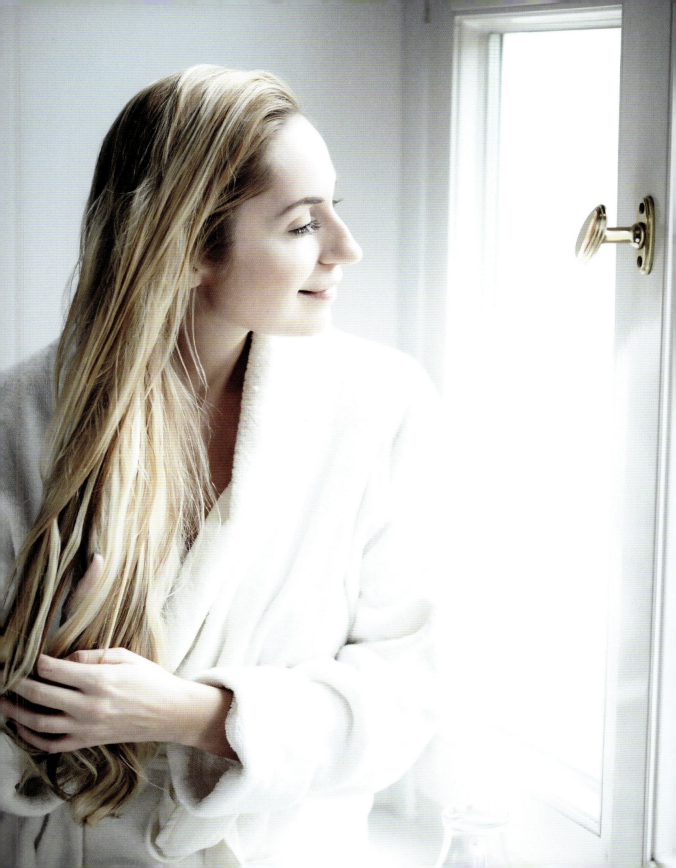

Haare

POWERÖLE FÜR RAPUNZEL

Natürliche Öle sind generell sehr gut für das Haar. Man macht eine Ölkur immer über mehrere Stunden bzw. über Nacht oder auch an Wochenenden zu Hause. So können die Wirk- und Pflegestoffe am besten in das Haar einziehen. Besonders bei langem Haar sollte man regelmäßig Öl hineinkneten. Generell versorgt natürliches Öl das Haar mit Feuchtigkeit und sorgt vor allem in den Enden dafür, dass diese schön geschmeidig bleiben und nicht so leicht brechen.

Auch gereizte Kopfhaut kann mit dem richtigen Öl wieder gesund gepflegt werden.

Für eine Ölkur eignen sich alle Basisöle. Dies sind rein pflanzliche Naturprodukte. Achten Sie daher auf beste Qualität und greifen Sie möglichst auf kalt gepresste Öle in Bioqualität zurück. Diese haben allerdings eine geringere Haltbarkeitsdauer als die raffinierten Öle. Deshalb empfehle ich, sie in möglichst kleinen Verpackungseinheiten zu besorgen. Raffinierte Öle werden erhitzt, und da gehen natürlich wertvolle Vitamine und Fettsäuren verloren. Für die Verwendung in meiner Naturkosmetik arbeite mit einer Mischung aus beidem – für den Verzehr hingegen verwende ich strikt native, kalt gepresste Öle!

Hier eine Liste von Ölen, die sich bestens zur Haarpflege (und zum Verzehr!) eignen:

- Arganöl, ungeröstet
- Aprikosenöl
- Avocadoöl
- Distelöl
- Jojobaöl
- Kokosöl
- Mandelöl
- Olivenöl
- Sesamöl, ungeröstet
- Traubenkernöl
- Weizenkeimöl

Sie sollten ein wenig experimentieren, mit welchem Öl Sie am besten zurechtkommen. Ich benutze am liebsten Avocado- und Jojobaöl. Dies Öle knete ich mir immer am Abend vor der Haarwäsche in meine Haare, und bereits am anderen Morgen ist nichts mehr vom Öl zu sehen.

Bei Olivenöl zum Beispiel habe ich das Gefühl, es bleibt für Wochen drin und wirkt beschwerend. Probieren Sie es einfach aus!

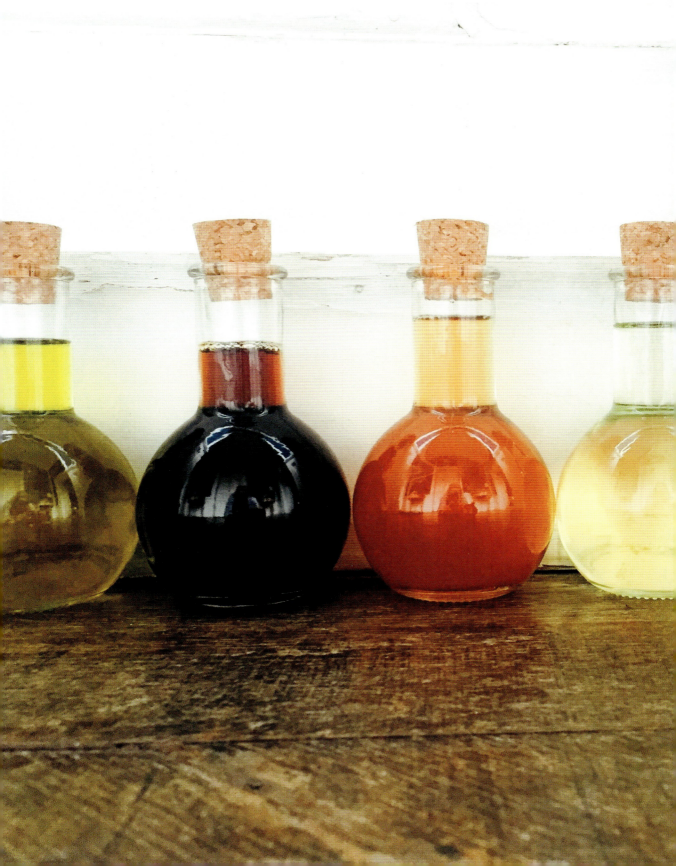

AVOCADO-HAARMASKE – SUPER GEGEN TROCKENE SPITZEN

Ich habe gemerkt, dass mein Haar unterschiedlich gepflegt werden muss – je nach aktueller »Styling-Lage«! Mal reicht es, einfach ein gutes Öl in die Längen und Spitzen zu kneten, mal muss es etwas mehr sein. Bei ständiger Beanspruchung, wie es ja bei mir nun mal der Fall ist, habe ich zudem das Gefühl, dass das Haar dann auch langsamer wächst. Diese Haarkur ist ein absoluter Pflegebooster und eignet sich perfekt an Tagen, wo man eh nur zu Hause ist. Da stört es sicher keinen, wenn Sie den halben Tag mit einer Duschhaube herumlaufen!

Zutaten für 1 Anwendung auf langem Haar

- 1 Avocado
- 1 Eigelb
- 1 EL Olivenöl
- 1 EL Avocadöl

So geht's

1. Geben Sie das Fruchtfleisch der Avocado zusammen mit den Ölen und dem Eigelb in einen Mixer oder in eine Küchenmaschine und pürieren Sie einfach alles, bis eine samtige Masse entsteht.

2. Verteilen Sie die Masse möglichst gleichmäßig auf den feuchten, gewaschenen Haaren und auch auf der Kopfhaut.

3. Nun mindestens 30 Minuten (zwei Stunden sind noch besser) einwirken lassen – eine Duschhaube verdoppelt die Wirkung durch die entstehende Wärme.

4. Zuletzt die Haare gründlich mit warmem Wasser ausspülen.

Tipp:

Wenn die Maske zu zähflüssig wird, was je nach Reifegrad der Avocado sein kann, einfach 1 bis 2 EL Apfelessig dazumischen. Das sorgt für extra Glanz. Der Essiggeruch geht nach einer Weile auch weg! Die Maske sollte immer frisch zubereitet werden. Im Kühlschrank hält sie sich höchstens ein bis zwei Tage.

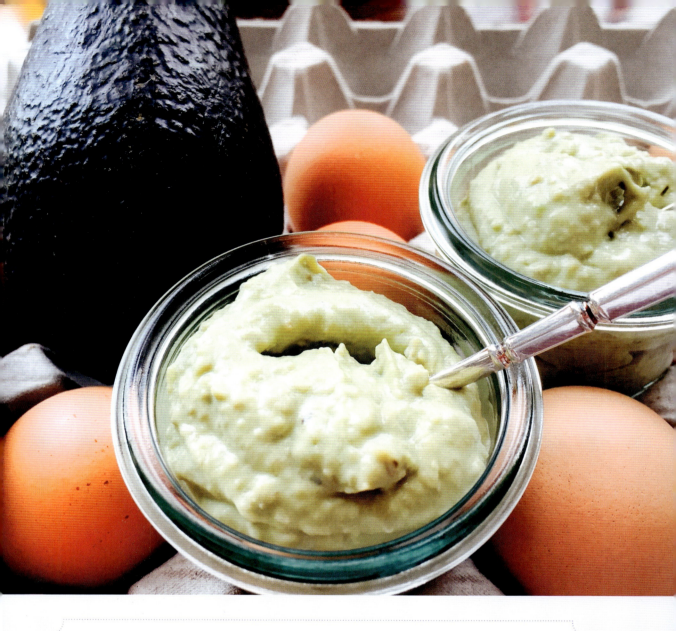

Eine regelmäßige Anwendung schützt das Haar vor dem Austrocknen und spendet Feuchtigkeit auch für die Kopfhaut. Avovado, Olivenöl und Eigelb sind alles totale Feuchtigkeitsspender. Sie dringen in alle Schichten des Haars ein und bauen es von innen und außen auf. Die Kopfhaut wird ebenso gepflegt und die Haarwurzeln genährt.

SUPER MOIST – EINE FEUCHTIGKEITS-SPENDENDE HAARKUR

Diese Haarkur ist speziell für die kalten Tage gedacht, an denen die Haare eine Portion Extrapflege brauchen, weil sie von trockener Heizungsluft, Wind und Wetter geplagt sind oder die ganze Zeit in einem Zopf gefangen werden. Masken aus Naturprodukten auf Ölbasis wirken am besten, wenn man sie lange einwirken lässt. Also gönnen Sie sich einen Wellnesstag zu Hause!

Zutaten für 1 Anwendung auf schulterlangem Haar

- 2 EL geschmolzenes Kokosöl
- 2 EL Honig
- 1 Eigelb
- 4 EL Kokosmilch

So geht's

1. Vermischen Sie alle Zutaten, bis sie eine gleichmäßige Konsistenz ergeben.

2. Verteilen Sie die Masse möglichst gleichmäßig auf den feuchten, gewaschenen Haaren und auch auf der Kopfhaut.

3. Nun mindestens 30 Minuten (zwei Stunden sind noch besser) einwirken lassen – eine Duschhaube verdoppelt die Wirkung durch die entstehende Wärme.

4. Nun die Haare gründlich mit warmem Wasser ausspülen.

5. Eine regelmäßige Anwendung schützt das Haar vor dem Austrocknen und spendet Feuchtigkeit auch für die Kopfhaut.

Die Kur sollte immer frisch angerührt und schnellstmöglich verbraucht werden!

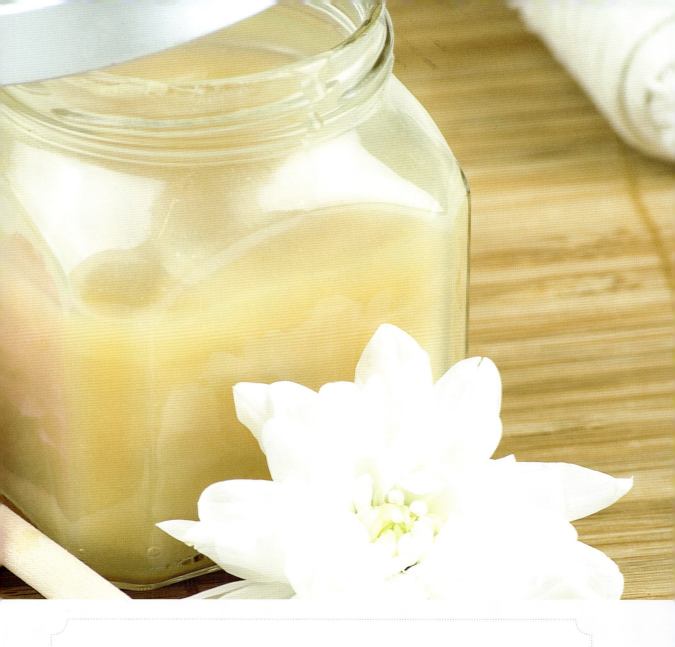

Das Fett aus Kokosöl und Milch ergibt zusammen mit dem Eigelb und dem Honig einen perfekten Pflegecocktail. Die Stoffe dringen in die Kopfhaut und die Schuppenschicht der Haare ein und pflegen nachhaltig von innen. Zudem duftet die Kur auch sehr angenehm nach Kokos.

LET IT SHINE – HERRLICHE GLANZ-HAARSPÜLUNG

Diese Spülung ist puppeneinfach und in zwei Minuten erledigt! Das Ergebnis allerdings kann sich wirklich sehen lassen. Ich persönlich habe nach dem Winter mit all den Wetteridrigkeiten immer das Gefühl, dass meine Haare schnell stumpf und spröde aussehen. Außerdem neigen sie dazu, in alle Himmelsrichtungen zu fliegen und sich elektrisch aufzuladen. Aber seitdem ich regelmäßig die Leave-in-Spülung mache, gehören diese Probleme der Vergangenheit an. Mein Haar glänzt ganz wunderbar, und ich habe auch den Eindruck, dass die Farbe wieder stärker herauskommt. Wirklich sehr zu empfehlen!

Zutaten für 1 Anwendung auf schulterlangem Haar

- 0,2 l Apfelessig
- 1 l lauwarmes Wasser

So geht's

1. Geben Sie Wasser und Apfelessig in eine alte Flasche, verschließen Sie diese und schütteln alles einmal kräftig durch.

2. Nach dem Haarewaschen wird der Kopf mit der selbst gemachten Spülung übergossen. Sie kann mit den Fingerspitzen leicht einmassiert werden.

3. Ein Auswaschen ist nicht notwendig. Der anfänglich stark säuerliche Geruch verschwindet, wenn die Haare trocken sind.

Und nun die Haare wie gewohnt stylen!

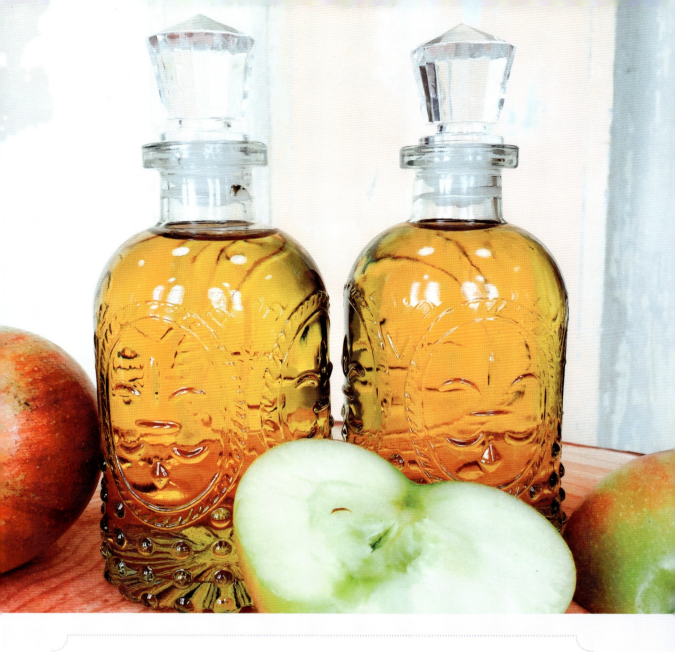

Apfelessig ist ein echtes Wundermittel. Er enthält alles, was auch den Apfel so gesund macht: unglaublich viele Vitamine, Mineralstoffe und Spurenelemente. Sie kennen ja das Sprichwort: »An apple a day keeps the doctor away!«

STYLING RELIEF-HAARKUR

Eine Kur tut dem Haar ein- bis zweimal in der Woche gut. Gerade langes Haar bekommt so die Pflege, die es braucht, und wird besonders in seinen tiefer gehenden Strukturen repariert. Dazu sollte das Haar feucht oder handtuchtrocken sein. Die Kur (oder die Spülung) von den Spitzen bis in den Ansatz einmassieren und etwa zehn Minuten einwirken lassen. Ich denke, viele machen es eher umgekehrt, also vom Ansatz zu den Spitzen. Doch das ist falsch. Denn richtig pflegebedürftig sind nur die Spitzen! Wenn Sie die Kur oder die Spülung richtig verteilen, verhindern Sie einen Überschuss im Ansatz, der nachher für platte Haare sorgt.

Diese Haarkur ist speziell für von Glätteisen und Lockenstab gebeuteltes und gefärbtes Haar gedacht. Wer genau wie ich jede Woche mehrfach gestylt wird, weiß, wie sich das Haar anfühlt, wenn man keine Gegenmaßnahmen ergreift.

Um den schönsten Schmuck einer Frau – langes, gesundes Haar – zu pflegen und zu erhalten ist diese Kur genau das Richtige.

Zutaten für 1 Anwendung

- 2 Beutel Brennesseltee
- 100 ml Buttermilch

Tipp:

Sollten Sie Probleme mit Haarausfall haben, trinken Sie täglich 500 ml Buttermilch. Speziell Lysin und L-Carnitin in der Buttermilch regen das Haarwachstum innerlich wieder an!

So geht's

1. Den ersten Beutel Brennesseltee mit 200 ml Wasser überbrühen und 15 Minuten ziehen lassen. Den Tee anschließend mit der Buttermilch vermischen.

2. Dann den Mix auf das feuchte Haar geben und von den Spitzen aufwärts ins Haar einmassieren.

3. Zehn Minuten einwirken lassen und währenddessen den zweiten Beutel mit 500 ml Wasser überbrühen und wieder 15 Minuten ziehen lassen.

4. Nach der Einwirkzeit die Haare gründlich ausspülen.

5. Nun den zweiten Brennnesseltee auf das Haar schütten. Dieser kann als Spülung im Haar bleiben und muss nicht mehr ausgewaschen werden.

Die Kur sollte frisch zubereitet und sofort angewendet werden.

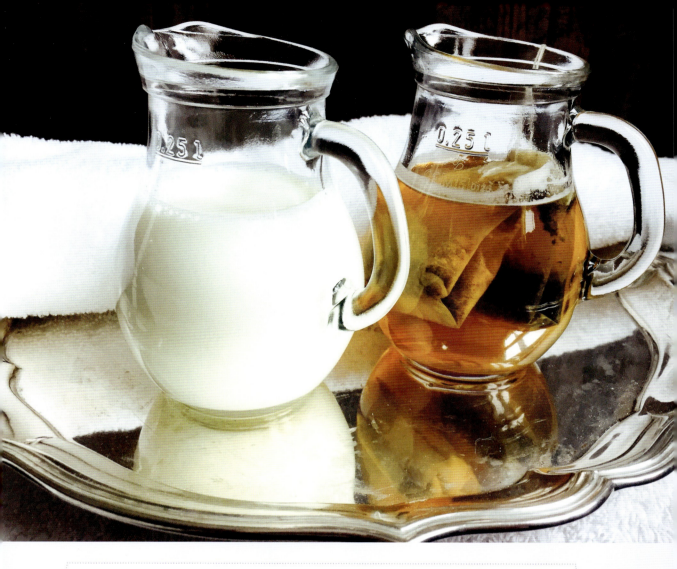

Die Brennnessel ist als Zutat in vielen Haarpflegemitteln enthalten. Sie wirkt antiseptisch und antioxidierend und hilft auch hervorragend gegen Schuppen. Die Wirkung der Brennnessel sorgt für Feuchtigkeit im Haar, aktiviert die Haarwurzeln und versorgt die Haare mit Kraft und Glanz. So gewinnt das Haar ein bisschen an Volumen, und das Haarwachstum wird angeregt.

Die Buttermilch enthält die Aminosäure Arginin, die, äußerlich angewendet, das Haarwachstum anregt und die Haarwurzeln stärkt.

HAARMASKE FÜR ENGEL

Reife Bananen mit schwarzen Flecken sind mir ein Dorn im Auge. Sie schmecken mir dann einfach nicht mehr so gut, wegschmeißen will ich sie aber auch nicht. Nach eingehender Recherche im Netz habe ich diese Haarmaske entwickelt. Die Zutaten hat man eigentlich immer im Haus, das heißt: Sie können die Maske auch spontan am Sonntag machen, wenn Sie eh nur gemütlich auf dem Sofa rumlümmeln! So mache ich das jedenfalls.

Zutaten für 1 Anwendung bei schulterlangem Haar

- 1 reife Banane
- 2 Eidotter
- 2 EL Kokosöl

So geht's

1. Geben Sie alle Zutaten in den Mixer, bis eine homogene dickflüssige Masse entsteht. Waschen Sie Ihre Haare vorher nur mit einem milden Shampoo – bitte keine Spülung benutzen.

2. Massieren Sie die Haarmaske nun sorgfältig von der Kopfhaut bis zu den Spitzen ein. Wenn Sie lange Haare haben, sollten Sie die doppelte Menge herstellen.

3. Binden Sie nun die Haare hoch und decken Sie sie mit einer Duschhaube ab.

4. Lassen Sie die Mischung mindestens 30 Minuten einwirken und spülen Sie sie dann mit Wasser aus. Bei regelmäßiger Anwendung werden Sie bald Ergebnisse sehen.

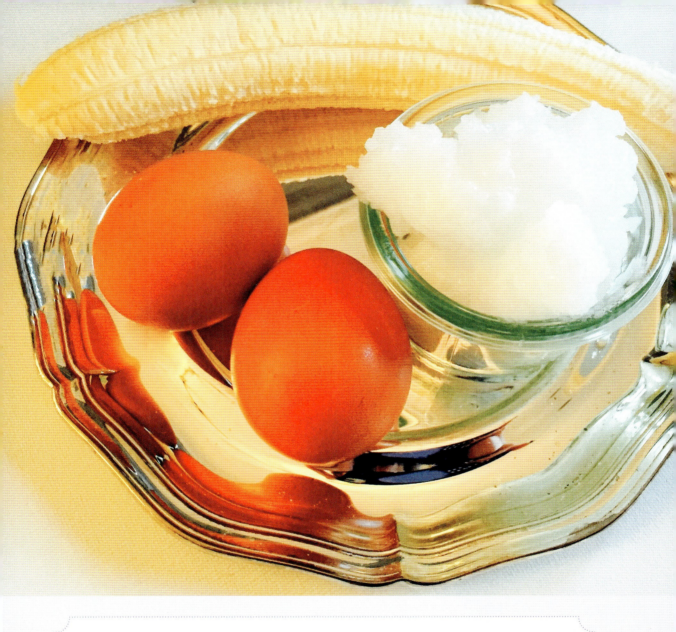

Die in der Banane enthaltenen Nährstoffe sind für brüchiges Haar sehr wertvoll und helfen fantastisch gegen Spliss. In dieser Maske kombinieren wir die Banane mit Kokosöl und einem Eidotter, um so die Haare zu nähren und ihnen erneut zu Geschmeidigkeit und Glanz zu verhelfen.

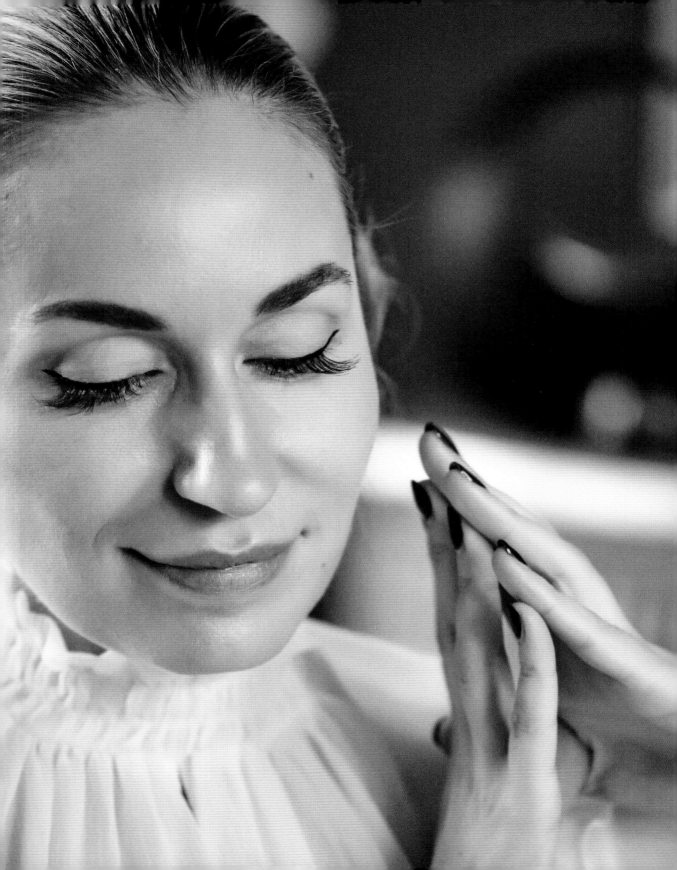

Hände & Füße

HONIG-ZUCKER-PEELING –
FÜR JUNGE UND SCHÖNE HÄNDE

Unsere Hände sind unser wichtigstes Instrument, sie führen am Tag Hunderte von Tätigkeiten aus, sind allen Wetterwidrigkeiten ausgesetzt und kommen in der Pflege oft zu kurz. Gerade wenn es sehr kalt ist oder nach einem Tag Gartenarbeit sehnt man sich doch nach einer Extraportion Pflege, die die Hände erblühen lässt.

Dieses Peeling macht die Haut wieder schön strahlend und geschmeidig, entfernt sanft die alten Verhornungen und schleust nachhaltig Feuchtigkeit hinein.

Zutaten für ein Schraubglas von 200 ml

- 30 g Jojobaöl, Oliven- oder Avocadoöl
- 100 g feiner Zucker
- 70 g flüssiger Honig
- 1 Schraubglas

So geht's

1. Mischen Sie zunächst das Öl mit dem Zucker in einer größeren Schüssel und fügen erst dann den Honig hinzu. Verrühren Sie alles gut miteinander.

2. Füllen Sie das Peeling anschließend in ein Schraubglas um und mischen Sie es vor jedem Gebrauch nochmals gut durch.

3. Für eine Anwendung reichen etwa 2 Esslöffel aus. Einfach auf die Hände geben und ein paar Minuten einmassieren. Dann abwaschen und trocken tupfen.

Das Peeling ist drei Monate haltbar.

Tipp:

Sie können das Ergebnis noch optimieren, indem Sie das Peeling etwa fünf bis zehn Minuten einwirken lassen. Wenden Sie die Mischung ruhig mehrfach die Woche an!

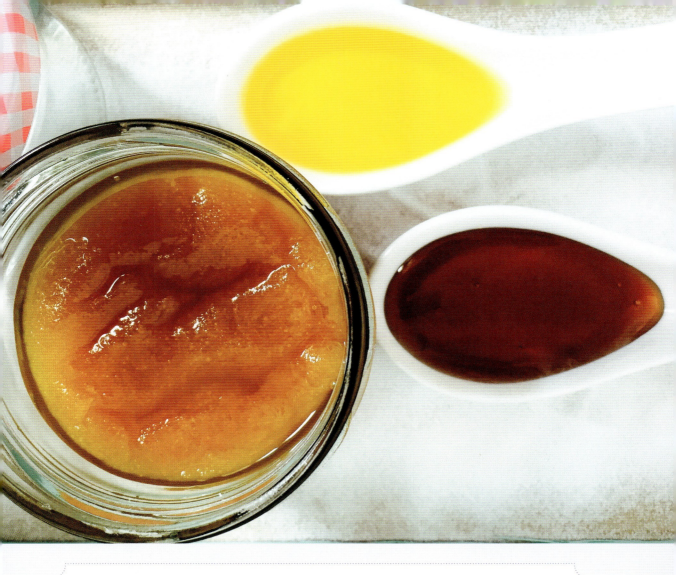

Hände sind unsere Visitenkarte, deswegen sollte man ihnen eine gute Pflege zuteilwerden lassen. Außerdem wollen Sie sicher nicht, dass Ihre Hände ein anderes Alter zeigen als Ihr Gesicht, oder?

Der feine Zucker verbindet sich wunderbar mit dem Öl und dem Honig. So werden die alten Hautschuppen abgetragen und die Poren für die Pflegestoffe des Öls geöffnet. Wichtig ist, dass Sie wirklich feinen Zucker nehmen. Gröberer würde kleine Mikroverletzungen hinterlassen, und die Haut könnte sich entzünden.

REICHHALTIGE HANDPACKUNG

Diese Packung ist ein grandioser SOS-Tipp, wenn die Haut der Hände rissig und spröde geworden ist. Sie pflegt sofort durch die reichhaltige Mischung aus dem Fruchtfleisch der Avocado und dem Mandelöl. Diese Handpflege können Sie so lange einwirken lassen, wie es Ihre Geduld zulässt – mindestens sollten es aber 20 Minuten sein. Ich empfehle, Einweghandschuhe überzuziehen, dann kann man während der Einwirkzeit auch mal etwas anfassen.

Sie können hier ruhig auch eine Avocado nehmen, die Sie nicht mehr essen würden. Für den Mülleimer ist sie zu schade – machen Sie eine Handpackung daraus!

Das Ergebnis ist sofort spürbar. Die Haut ist wunderbar weich und zart und fühlt sich genährt an.

Zutaten für 1 Anwendung

- 1/2 Avocado
- 2 EL Mandelöl
- 1 EL Honig
- 1 Spritzer Zitronensaft
- Einweghandschuhe

So geht's

1. Zerdrücken Sie das Avocadofruchtfleisch mit einer Gabel, bis es ganz fein und homogen ist.

2. Fügen Sie dann die weiteren Zutaten hinzu und vermengen alles gut miteinander.

3. Nun die Masse großzügig auf die Hände auftragen und nach der Einwirkzeit abspülen.

Die Handpackung sollte frisch zubereitet und sofort angewendet werden!

Tipp:

Machen Sie vorher das Handpeeling auf Seite 140, um das Ergebnis zu verstärken – die Packung kann besser einziehen, wenn zuvor alte Hauptschuppen beseitigt wurden.

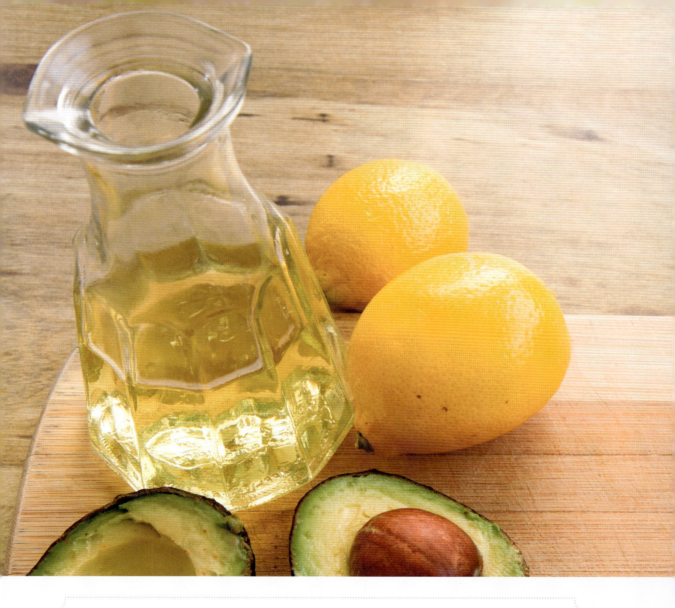

Die Avocado ist einfach eine Wunderwaffe für schöne Haut und eignet sich bestens zur Anwendung von innen und von außen. Das Fruchtfleisch steckt voller Beauty-Wirkstoffe, und als Maske aufgetragen wirken sie direkt da, wo wir es brauchen.

Mandelöl ist eines der wertvollsten Öle für die Hautpflege, und Honig und Zitrone wirken entzündungshemmend und regen die Hauterneuerung an.

LAST MINUTE NAIL BALM – ELEGANZ FÜR DIE HÄNDE

In meinem Job sind schöne, gepflegte Hände ein absolutes Muss! Ich bin ja mindestens einmal pro Woche auf Sendung, und auch meine Hände geraten mal in die HD-Nahaufnahme. Da heißt es, kurz vor dem Start den Händen noch einmal den letzten Schliff geben. Meist creme ich sie ein, verwende Nagelöl und lege eine leichte Glitzerlotion auf. Denn die Kamera sieht am Ende doch jedes Hautfitzelchen und jede trockene Stelle.

Aber auch wenn man nicht »auf Sendung« ist, sind die Hände doch bei uns allen eine Art Visitenkarte. Beim Kennenlernen sind Augen und Hände im Fokus. Diesen Last Minute Nail Balm können Sie immer in der Handtasche haben, und er lässt sich bequem genau da auftragen, wo es nötig ist. Massieren Sie die pflegenden Öle schnell in die Nagelhaut oder auf dem Handrücken ein. Fertig!

Kein lästiges Kleben und langes Trocknen wie bei so mancher Handcreme!

Das brauche Sie für 2 kleine Tiegel á 40 ml

- 5 g Beerenwachs
- 10 g Kakaobutter
- 10 g Sheabutter
- 15 g Mangobutter
- 10 g Mandelöl
- 30 g Aprikosenöl
- 1 g ätherisches Öl Ihrer Wahl (optional)
- 2 kleine Tiegel

So geht's

1. Schmelzen Sie Beerenwachs, Kakaobutter, Sheabutter und Mangobutter über einem Wasserbad.

2. Wenn alles flüssig ist, geben Sie das Mandel- und Aprikosenöl dazu.

3. Erst wenn die Masse leicht abgekühlt ist, fügen Sie nach Wunsch das ätherische Öl dazu.

4. Abschließend die Masse in die Tiegel abfüllen und im Kühlschrank aushärten lassen.

Das Produkt ist etwa sechs Monate haltbar.

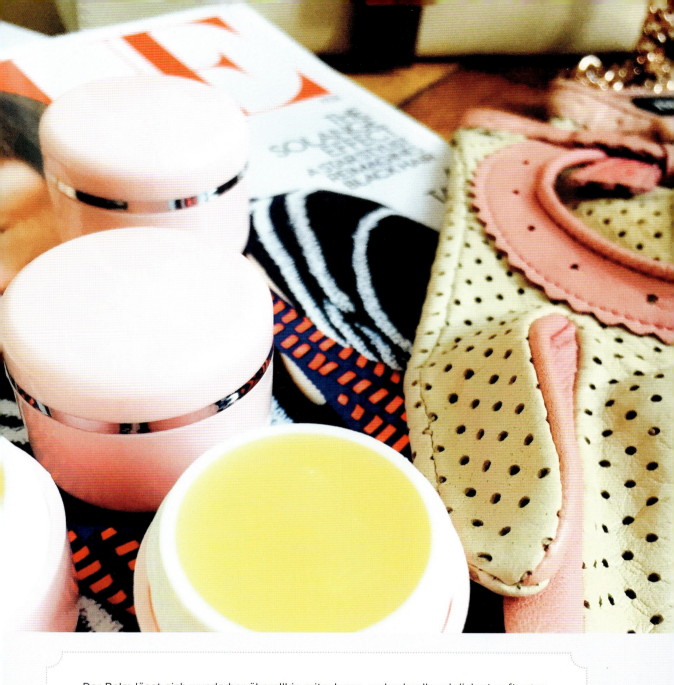

Der Balm lässt sich wunderbar überallhin mitnehmen und schnell und diskret auftragen. Die Öl-Butter-Mischung ist reichhaltig und pflegt selbst raue Nagelhaut im Nu.

BANANENPOWER –
ANTI-HORNHAUT-PACKUNG

Wenn man – so, wie es mir regelmäßig passiert – noch drei Bananen rumliegen hat, die von Tag zu Tag brauner werden, nützen Sie sie doch einfach für Ihre Füße. Wir kennen das ja alle: Hornhaut an den Füßen – zu Jimmy-Choo-Sandalen ein grober Fehler! Und glauben Sie mir, der Sommer kommt schneller, als Sie vielleicht denken. Ich kann hiermit nur öffentlich dazu aufrufen, seine Füße in Form zu halten – und zwar ganzjährig! Hier kommt die Geheimwaffe, die wir eigentlich alle zu Hause haben: Bananen. Zugegeben, es fühlt sich etwas gewöhnungsbedürftig an, Bananen am Fuß zu haben, und gewisse Familienmitglieder gucken einen an, als ...! Aber die weichen Babyfüße, die man danach hat, entschädigen für jeden dummen Kommentar. Wenn Sie diese Fußpackung einmal pro Woche machen, ist das Thema Hornhaut passé!

Zutaten für 1 Anwendung

- 2 Bananen
- 2 5-Liter-Gefrierbeutel
- 1 Paar Socken

So geht's

1. Die Bananen schälen und gut pürieren.

2. Die Masse in die Gefrierbeutel füllen und die Füße hineinstecken.

3. 20 Minuten einwirken lassen und die Füße danach gut abspülen.

Die Packung sollte immer frisch zubereitet und sofort angewendet werden.

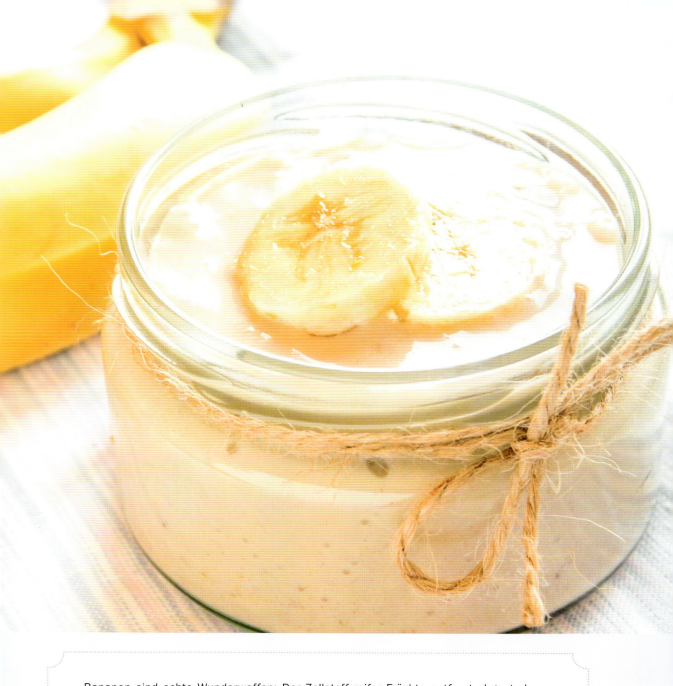

Bananen sind echte Wunderwaffen: Der Zellstoff reifer Früchte entfernt abgestorbene Hautzellen und repariert Hautschäden.

VANILLA HONEY FOOTBALM – FÜR WUNDERBAR ZARTE FÜSSE

Diese Creme ist ein Träumchen! Sie duftet einfach herrlich und ist kinderleicht zuzubereiten. Die Fußcreme macht trockene Haut wieder geschmeidig und schützt sie vor äußeren Einflüssen. Dank des hohen Anteils an feuchtigkeitsspendendem Mandel- und Jojobaöl (im Vanilleöl) pflegt sie intensiv und lang anhaltend. Das Bienenwachs legt eine Schutzschicht über die Haut, die verhindert, dass sie austrocknet. Am besten wenden Sie sie vor dem Zubettgehen an. Einmassieren, Socken drüber und wirken lassen! Auch für pflegebedürftige Hände ist diese Creme bestens geeignet.

Die Creme ist ein sehr schönes Geschenk, bevor die Sandalenzeit beginnt – oder auch in Herbst und Winter, um den Füßen genügend Zuwendung zu schenken!

Zutaten für 1 Tiegel á 200 ml

- 15 g Bienenwachs
- 5 g Sheabutter
- 50 g Orangenblüten- oder destilliertes Wasser
- 50 g Vanilleöl (siehe Seite 90)
- 15 g Honig (Bioqualität)
- 1 g ätherisches Duftöl wie Vanille, Lavendel oder Ringelblume (optional)
- 5 g Vitamin-E-Öl (optional, dient der Haltbarkeit)
- 1 Tiegel

So geht's:

1. Schmelzen Sie das Bienenwachs und die Sheabutter im Wasserbad bei mittlerer Temperatur.

2. Geben Sie das Orangenblütenwasser (oder das destillierte) in ein feuerfestes Gefäß und erwärmen Sie dieses in einem zweiten Wasserbad.

3. Wenn Bienenwachs und Sheabutter flüssig sind, können Sie das Vanilleöl (siehe Seite 90) und den Honig einrühren. Wenn die Masse stockt, ist das kein Problem – einfach wieder über das Wasserbad stellen und gut durchrühren.

4. Nun die Schüssel vom Wasserbad wegnehmen und das erwärmte Wasser mit dem Schneebesen langsam einrühren. Alles schön schaumig schlagen. Die Konsistenz sollte in etwa wie Vanillepudding sein.

5. Zum Schluss kommen noch das ätherische Öl und das Vitamin-E-Öl dazu. Noch einmal rühren und dann die lauwarme Masse in einen verschließbaren Tiegel oder ein Glasgefäß abfüllen und abkühlen lassen.

Die Creme hält etwa vier Monate und sollte zimmerwarm gelagert werden.

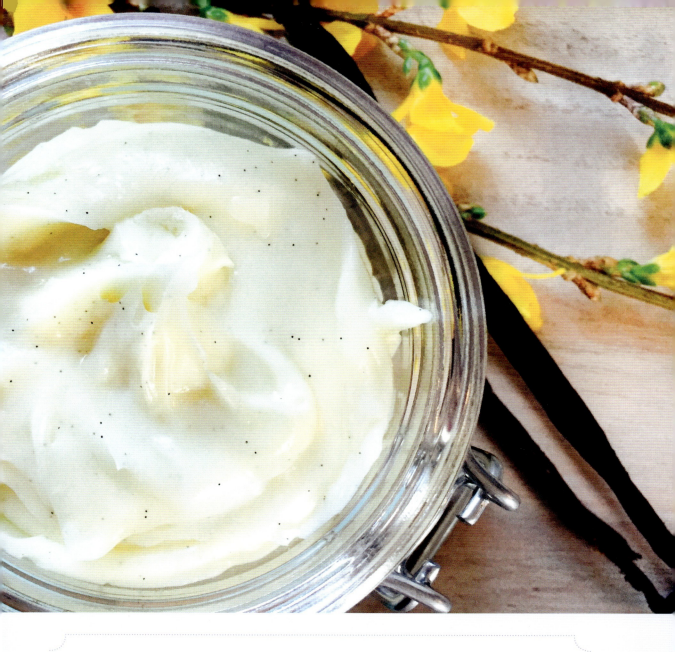

Honig, Sheabutter und Bienenwachs sind das Power-Trio für zarte, gepflegte Füße. Die Fußcreme ist reichhaltig, zieht aber schnell ein und hinterlässt einen angenehm leichten Schutzfilm, der nachhaltig mit Feuchtigkeit versorgt.

COCONUT RESCUE CREAM –
GENUSS FÜR GESTRESSTE FÜSSE

Im Winter bekommen die Füße wenig Sauerstoff und sind fast den ganzen Tag dick eingepackt. Im Sommer kann dasselbe passieren, wenn sie den ganzen Tag in Sneakers und Turnschuhen stecken. Dies hat zur Folge, dass sich Risse zwischen den Zehen bilden können, wo sich die Verursacher von Fuß- und Nagelpilz ansiedeln können. Sportler können davon ein Lied singen!

Das Blöde ist: Wenn einmal Pilze da sind, bekommt man sie wirklich schlecht wieder weg. Eine nervige und langwierige Angelegenheit. Hier finden Sie Abhilfe!

Zutaten für 1 Tiegel á 200 ml

- 15 g Bienenwachs
- 80 g Kokosöl
- 3 g Kamilleöl
- 1 Tiegel

So geht's

1. Bienenwachs und Kokosöl über dem Wasserbad schmelzen und gut verrühren.

2. Nun etwa 25 Minuten kalt stellen.

3. Das Kamillenöl dazugeben und mit dem elektrischen Handrührer einmal kräftig aufschlagen. Dieser Schritt macht die Creme nachher zarter und nicht so wässrig wie so manche Creme mit Kokosöl.

4. Zuletzt die Mischung in ein luftdichtes Gefäß abfüllen.

Die Creme ist etwa drei Monate haltbar.

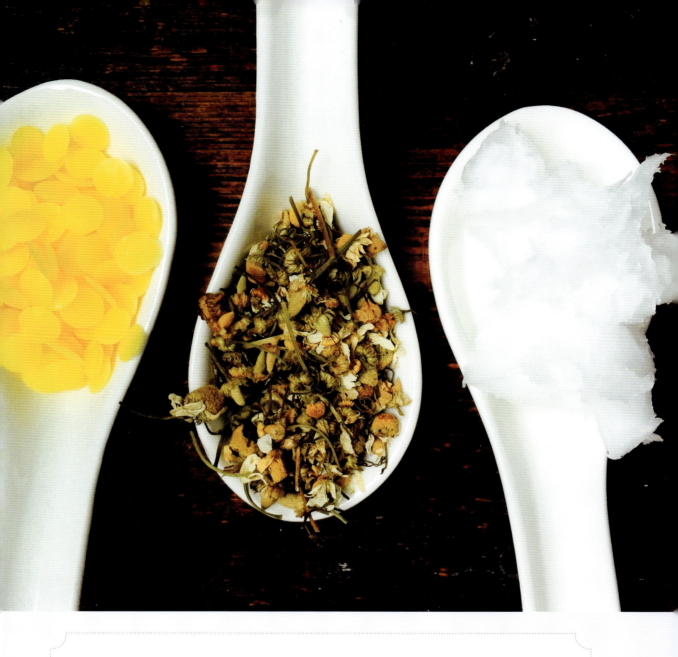

Kokosöl ist eine gute Waffe gegen Pilze, denn es wirkt feuchtigkeitsspendend und antimikrobakteriell. Das Kamilleöl gehört zu den desinfizierenden Ölen und ist somit ein guter Partner im Kampf für gesunde Füße.

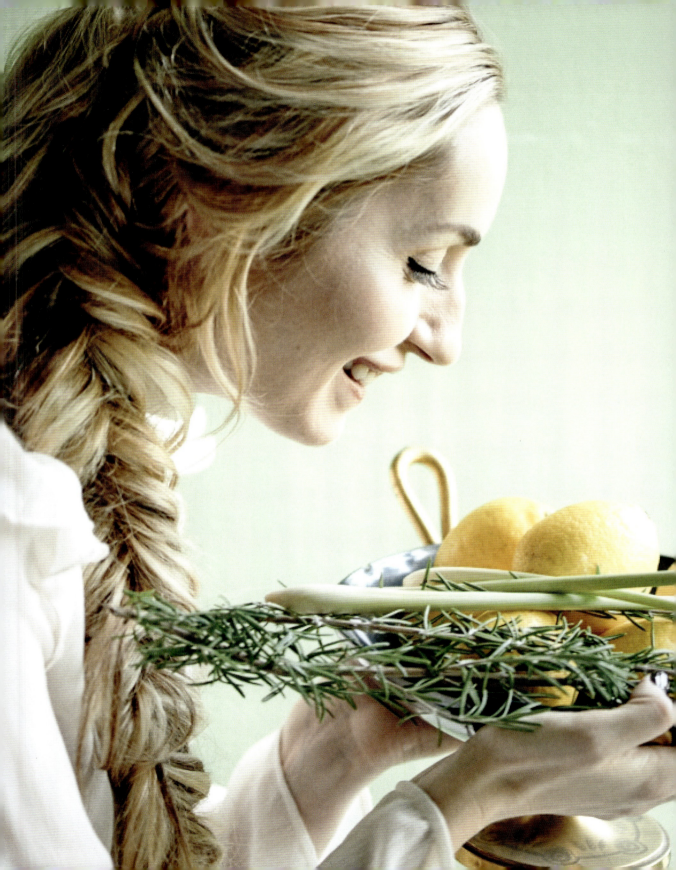

Specials

PRINCESS' DREAMS PILLOW SPRAY – AUF KNOPFDRUCK ENTSPANNT

Für alle kreativen Zappelphilippe, wie ich einer bin, die abends vor lauter Ideen im Kopf schwer zur Ruhe kommen, habe ich beschlossen, noch dieses Rezept mit ins Buch zu nehmen. Denn guter Schlaf ist so wichtig.

Unser Gehirn speichert wichtige Informationen erst im Tiefschlaf langfristig ab. Und auch dem äußeren Erscheinungsbild tut er sehr gut. Denn diese wichtige Ruhephase dient dem Körper für diverse Reparaturmaßnahmen an Zellen und Organen. Die Augen leuchten dann viel klarer, und die gesamte Gesichtshaut wirkt rosiger. Deshalb ist ausreichend guter Schlaf das Beauty-Elixier schlechthin. Sonst nutzen auch das beste Essen und die tollste Gesichtspflege nichts.

Mir fällt es manchmal wirklich schwer, auf Knopfdruck abzuschalten und die vielen kreativen Gedanken auf den nächsten Morgen zu vertagen. Denken kann man schließlich nicht stoppen. Gerade in Vollmondnächten ist es ganz schlimm. Deshalb habe ich für mich ein kleines Ritual erfunden. Das Pillow Spray ist dabei ein wichtiges Werkzeug. Mittlerweile kann ich sagen, dass mein Körper auf Schlafmodus umschaltet, sobald ich das Pillow Spray rieche. Und das ist einfach herrlich, wenn man merkt, wie der Körper sanft runterfährt.

Probieren Sie es aus! Kleine auslaufsichere Pumpflakons gibt es mittlerweile in jeder gut sortierten Drogerie – so können Sie Ihr Pillow Spray sogar mit auf Reisen nehmen.

Zutaten für 50 ml Spray

- 15 g destilliertes Wasser
- 30 g 95-prozentiger Alkohol/Weingeist
- 5 g ätherisches Orangenöl
- 5 g ätherisches Lavendelöl
- 3 g ätherisches Vanilleöl
- 3 Tropfen ätherisches Öl Kamille, blau (Menge bitte genau einhalten!)
- 1 kleiner Pumpflakon

So geht's

1. Füllen Sie alle Zutaten in den Flakon und schütteln Sie die Mischung gut durch.

2. Schütteln Sie den Flakon dann vor jeder Anwendung neu, damit sich die Öle mit dem Wasser wieder vermischen.

3. Sprühen Sie das Pillow Spray etwa 30 Minuten vor dem Zubettgehen auf Ihr Kissen.

Kühl und dunkel aufbewahrt, ist das Spray etwa zwölf Monate haltbar.

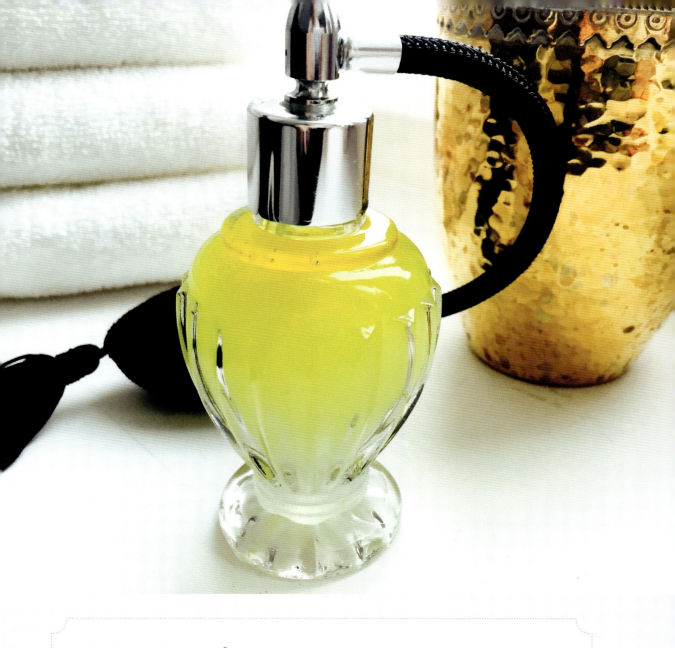

Die Wirkung ätherischer Öle auf unseren Organismus ist sehr vielseitig. Die Mischung aus Kamille, Lavendel und Orange beruhigt den Geist und schickt uns in einen erholsamen Schlaf. Denken Sie immer dran: Ihre Gesundheit und Ihr Wohlbefinden wachsen mit jedem guten Moment!

SHIMMERING DAY OIL – MASSAGEÖL FÜR AKTIVE TAGE

Hier haben Sie das Pendant zum beruhigenden Nachtöl auf Seite 158 – ein Pflegecocktail mit betörender Wirkung. Die Kombination aus Mandarine, Vanille und Jasmin weckt die Lebensgeister in Ihnen. Deshalb sollten Sie dieses Öl eher am Tag verwenden.

Zutaten für etwa 100 ml Öl

- 90 g raffiniertes Avocadoöl
- 2 g Mandarinenöl
- 1 g Jasminöl
- 1/2 TL Vitamin-E-Öl
- 1 TL leichter Kosmetik-Goldglitzer (z.B. »Gold Sparkle« von Rosenheimer Gourmet Manufaktur)
- 1 Vanilleschote
- 1 Flasche

So geht's

1. Erwärmen Sie alle Zutaten (außer der Vanilleschote) in einem kleinen Topf bei kleiner Flamme. Die Masse sollte nur warm, nicht etwa heiß werden.

2. Die Vanilleschote einfach halbieren und die halbe Schote in die leere Flasche geben.

3. Nun das warme Duftöl darübergießen und einmal gut schütteln. Lassen Sie die Vanilleschote einfach in der Flasche, so kann sie ihren Duft wunderbar abgeben!

4. Schüttel Sie die Masse vor jedem Gebrauch durch, da sich der Glitzer am Boden absetzen wird.

Das Öl ist etwa vier Monate haltbar.

Tipp

Das Öl ist auch ein tolles Haaröl im Urlaub am Pool. Es gibt einen faszinierenden Glanz, duftet herrlich und schützt das Haar vor dem Austrocknen.

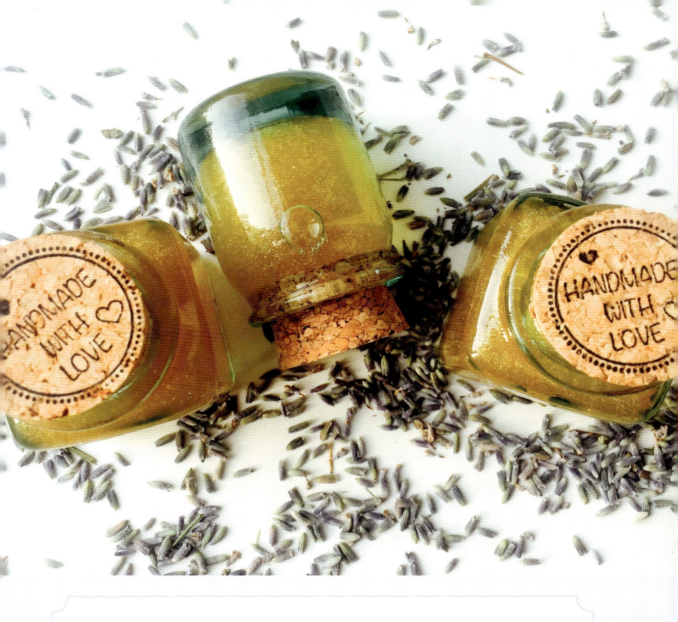

Avocadoöl gilt als ein sehr gutes Pflegeöl bei trockener, sensibler und geschädigter Haut. Es sorgt für Regeneration und erzeugt ein glatteres Hautbild.

Beim Einölen können die schwarzen Vanillesamen mit herauskommen, dies ist nicht schlimm, da sie sofort nach dem Einziehen abfallen. Der Glitzer jedoch verbleibt auf der Haut und gibt einen dezenten seidigen Schimmer.

SHIMMERING NIGHT OIL –
MASSAGEÖL FÜR SANFTE NÄCHTE

An stressigen Tagen runterfahren, die Gedanken ordnen und gut schlafen, das kann manchmal sehr schwierig sein. Ich kann davon ein Lied singen, denn ich bin unheimlich mondfühlig. Wenn ich am anderen Tag einen wichtigen Termin habe – eine mittlere Katastrophe!

Ein entspannendes Bad hilft mir dann immer sehr. Wenn ich aber keine Zeit zum Baden habe, nehme ich dieses glamouröse Öl. Dieses sollten Sie am Abend kurz vor dem Zubettgehen anwenden. Zusammen mit dem »Princess' Dreams Pillow Spray« (siehe Seite 154) ein unschlagbares Team im Kampf gegen innere Unruhe. Dieses Öl eignet sich auch bestens als Badezusatz!

Zutaten für etwa 100 ml Öl

- 100 g Sonnenblumenöl (oder ein anderes geruchsarmes Basisöl)
- 1/2 TL Vitamin-E-Öl
- 5 g Orangenöl
- 5 g Lavendelöl
- 1 g Kamille, blau
- 1 TL leichter Kosmetik-Goldglitzer (z.B. »Gold Sparkle« von Rosenheimer Gourmet Manufaktur)
- 1 Flasche

So geht's

1. Erwärmen Sie alle Zutaten in einem Topf bei kleiner Flamme. Es sollte nur warm, nicht etwa heiß werden.

2. Alles in eine kleine Flasche geben und einmal gut schütteln.

3. Dies sollten Sie dann vor jedem weiteren Gebrauch tun.

4. Auf dem ganzen Körper einmassieren und wirken lassen. Zur Verwendung im Badewasser reichen 4 EL für ein Vollbad.

Das Öl ist vier Monate haltbar.

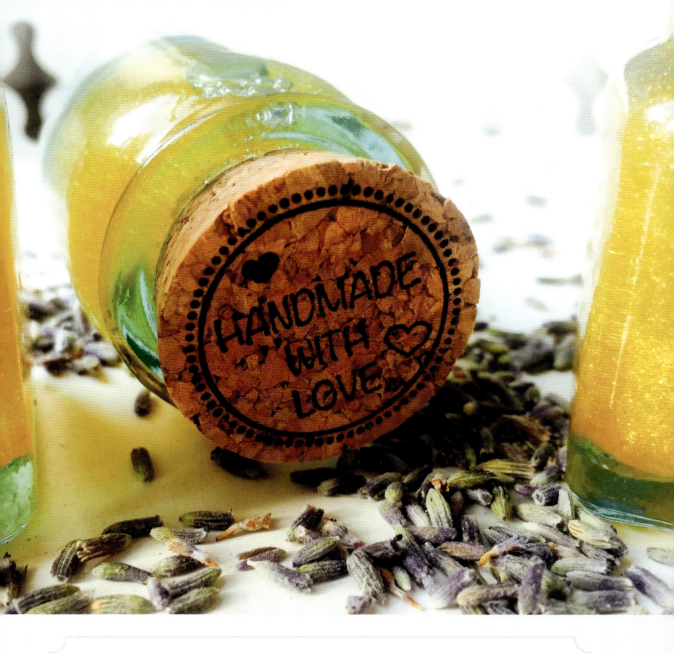

Die Kombination von Kamille, Orange und Lavendel wirkt sehr beruhigend auf unseren Organismus. Wenn Sie dieses Öl eine Stunde vor dem Zubettgehen als Massageöl oder Badezusatz anwenden, werden Sie bestimmt sehr gut schlafen!

BABY'S GLOW – HEILENDER WINDELBALSAM

Ich kann mich noch gut an die Zeit erinnern, als unser Sohn neugeboren war und ich als junge Mutter nur das Beste für ihn wollte. Besonders, was die Haut und Windelpflege anging. Damals hatte ich eine Hebamme, die sich ebenfalls für Naturkosmetik interessierte. Sie hat mir eine Apotheke empfohlen, die diesen Windel-Baby-Balsam selbst herstellte. Der Balsam ist genial – mein Sohn war nie wund, da unter anderem Bienenwachs ideal vor Windelnässe schützt. Bei stillenden Müttern pflegt der Balsam wunde Brustwarzen. Dies ist meine Hommage an den Balsam von damals.

Zutaten für 2 kleine Tiegel

- 6 g Bienenwachs
- 30 g Lanolin bzw. Wollwachs
- 20 g Sheabutter
- 30 g Aprikosenkernöl oder Mandelöl
- 5 g Rizinusöl
- 7 g Jojobaöl
- 3 Tropfen ätherisches Lavendelöl (optional)
- 3 Tropfen ätherisches Rosenöl
- 3 g Vitamin-E-Öl
- 2 kleine Tiegel

So geht's

1. Das Bienenwachs im Wasserbad schmelzen. Lanolin und Sheabutter dazugeben und ebenfalls langsam auf niedriger Flamme erwärmen.

2. Die Öle unter ständigem Rühren beimischen und weiterrühren, bis alles auf Handwärme abgekühlt ist.

3. Zuletzt die ätherischen Öle hinzufügen.

4. Den Windelbalsam in die Tiegel füllen und im Kühlschrank erhärten lassen.

Die Masse innerhalb von sechs Monaten aufbrauchen.

Tipp:

Ätherische Öle immer als Letztes beifügen, wenn die Masse schon abgekühlt, aber noch flüssig ist. Hitze zerstört die Qualität und somit die Wirkung.

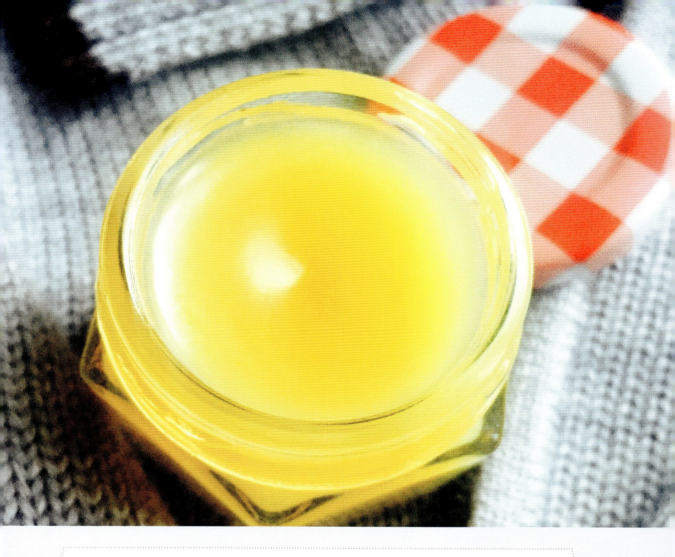

Lanolin bzw. Wollwachs ist ein Fett, das aus den Talgdrüsen der Schafhaut gewonnen wird. Es dient den Schafen als Schutzfilm für die Wollfasern und hat ausgesprochen gute weich machende Eigenschaften, die die Haut vor dem Austrocknen schützen und die Regenerierung barriergestörter Haut begünstigen. Ideal also, um vor Windelnässe zu schützen und entzündete Brustwarzen zu heilen.

Das Aprikosenöl wird aus den Kernen der Frucht gewonnen und gerne in der Babypflege eingesetzt, da es mild ist und nicht schwer auf der Haut aufliegt. Es wirkt beruhigend und speichert Feuchtigkeit. In der Apotheke sollten Sie nach reinem Wollwachs fragen!

TROCKENBÜRSTEN – FRISCHEKICK FÜR DIE HAUT

Indem wir die richtigen Lebensmittel zu uns nehmen, können wir unseren Organismus dabei unterstützen, sich stetig zu reinigen und neu aufzubauen. Der Körper hat dafür Ausscheidungs- und Reinigungsorgane wie Leber und Nieren. Je besser dieses System funktioniert, desto gesünder und jugendlicher sind wir.

Wir können aber auch von außen auf diesen natürlichen Reinigungsprozess einwirken, denn das größte Ausscheidungsorgan ist unsere Haut. Abertausende von winzig kleinen Hautporen funktionieren wie kleine Türchen, die sich öffnen, um Schlacken herauszutransportieren, und sich schließen, damit kein unnötiger Schmutz und Schadstoffe durch die Haut in den Organismus kommen. Im Gegensatz zum Blutkreislauf, in dem das Herz dafür sorgt, dass das Blut stetig durch unsere Adern an die richtigen Plätze gepumpt wird, bedarf es bei der Haut einer Stimulation von außen, um das Lymphsystem richtig in Schwung zu bringen. Hier schwöre ich auf das altbewährte Trockenbürsten, was der ein oder andere sicher noch aus Omas Zeiten kennt.

Sie helfen der Haut und dem Bindegewebe mit dieser Ganzkörpermassage enorm, den Abtransport von Schlacken einzuleiten, und Sie entfernen gleichzeitig die abgestorbenen Hautschuppen, regen den Stoffwechsel an und fördern die Durchblutung.

Das Ganze nimmt gerade mal fünf Minuten Ihrer morgendlichen Routine in Anspruch, und neben der Anregung des Lymphsystems ist eine wunderbar weiche und rosige Haut das Ergebnis. Man kann es direkt spüren. Adieu, eingewachsene Härchen und Hitzepickelchen von verstopften Poren im Sommer!

Die sogenannten Energie- oder auch Klosterbürsten gibt es im Drogeriemarkt bereits für ein paar Euro. Die Wirkung ist unbezahlbar – Sie werden bald Komplimente für Ihre schöne Körperhaut bekommen.

Wenden Sie die Trockenbürstenmassage immer morgens an, denn die Massage wirkt wie ein Energie-Booster auf Ihren Organismus, was am Abend vor dem Schlafengehen eher kontraproduktiv wäre! Seien Sie vorsichtig am Dekolleté und rund um die Brust. Hier mit weniger Druck arbeiten. Flächen mit Sonnenbrand, Ausschlag oder Krampfadern am besten aussparen.

So machen Sie es richtig

1. Beginnen Sie am rechten Fuß und bürsten Sie mit langen Strichen mit entsprechendem Druck aufsteigend in Richtung Herz. Bürsten Sie immer nur von unten nach oben. An den Oberschenkeln und am Po ruhig etwas länger verweilen, um die Durchblutung noch mehr anzuregen.

2. Wechseln Sie nun auf die linke Seite. Sie sollten jede Stelle etwa fünfmal bürsten.

3. Am Bauch führen Sie kreisende Bewegungen rund um den Bauchnabel aus – ich zähle dabei immer bis 25.

4. Am Rücken bürstet man vom Nacken bis hinunter zum Po. Allein ist das meist nicht sehr gut möglich – schauen Sie, wie weit Sie kommen, wenn gerade keine helfende Hand in der Nähe ist.

5. Fahren Sie mit kleineren kreisenden Bewegungen rund um das Dekolleté und die Brüste fort.

6. Als Nächstes folgt der rechte Arm. Auch hier in langen Strichen in Richtung Herz streichen und darauf achten, dass man praktisch den ganzen Arm einmal rundherum bearbeitet hat.

7. Dasselbe nun auf der linken Seite wiederholen.

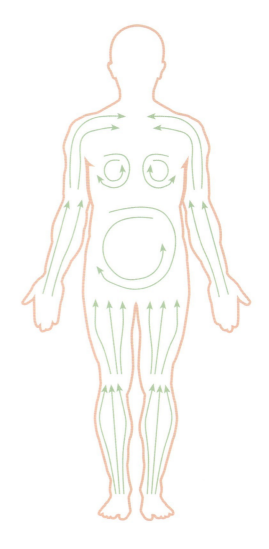

Wundern Sie sich nicht, wenn Ihre Haut nach der Anwendung weißlich aufgeraut wirkt, dies verschwindet mit der Zeit und zeigt einfach all die abgestorbenen Schüppchen, die sie abgelöst haben.

Glow to go Days

Tag 1

Frühstück:

Green Juice
100 g. Grünkohl
1/2 Gurke
1 Limette
200 g Ananas

Gegrillter Spargel
mit Ei & Avocado

1 Ei
230 g grüner Spargel
1 TL Olivenöl
1/2 Avocado
Salz / Pfeffer
2 Scheiben Landbrot

Trockenbürsten
Detox Bath
25 min   ← Wichtig!

→ Almond Sugar Facial

→ Go Fruity Maske

→ Öl Kur ins Haar
  • Arganöl
  • Kokosöl
  • Olivenöl

Snack: Zuccini Muffins

180 g Vollkorn...
60 g Buchweizen...
180 g Birkenzucker
2 TL Backpulver
1 Pr. Muskatnuss, Ing...
1 Pr. Salz
1 TL Zimt
1 Vanilleschote
1 Ei
60 ml Olivenöl
200 g Griechischer Jogurt
1 reife Banane, Jogurt zerstampft
1 Kl. Zuccini, gerieben

Lunch: Pellkartoffeln mit
Kräuterquark und
Gemüse

Kartoffeln +
Quark =
Typisch   ♡

Drei-Tage-Kur für strahlende Schönheit

Zeit zum Entspannen

Haben wir das nicht alle? Diesen einen Anlass, zu dem wir ganz besonders gut aussehen wollen und fit sein möchten? Eine Hochzeit, eine Party oder ein Date? Oder hatten Sie in den letzten Wochen ganz schön viel Stress und belastende Dinge, die organisiert werden mussten? Sind Sie zu kurz gekommen und fühlen sich ausgelaugt? Dafür habe ich dieses Drei-Tage-Programm entwickelt! Gutes Essen trifft auf Körperpflege.

Schönheit und körperliche Fitness kommen nun mal auch oder zu einem großen Teil von unserer Ernährung. Dass Körper, Geist und Seele zusammenhängen ist kein blöder Spruch, sondern einfach die Wahrheit!

In den kommenden drei Tagen sollen Sie also runterfahren, Stressquellen meiden und sich mal ganz bewusst nur um eines kümmern: und zwar um sich selbst. Ganz bequem, von zu Hause aus. Sie kommen automatisch in eine Art Entspannungsphase, denn Sie tun ganz bewusst etwas für sich. Zudem polieren wir die äußere Hülle einmal komplett auf Hochglanz – mit relativ wenig Aufwand.

Sie müssen das Programm natürlich nicht am Wochenende durchziehen, ganz im Gegenteil. Sie können es machen, wann immer Sie drei Tage Zeit haben, an denen Sie sich besonders gut auf sich besinnen können. Das Ergebnis wird jedes Mal ein Mensch sein, der von innen heraus leuchtet und mit klaren und strahlenden Augen auf neue Abenteuer wartet.

Eine Kleinigkeit noch vorweg: Sie können die Gerichte und Anwendungen untereinander austauschen. Es sind lediglich Vorschläge, in welcher Reihenfolge Sie vorgehen können. Nach den drei Tagen werden Sie ein Gefühl dafür haben, um was es mir eigentlich geht: Sie sollen sich kleine »Alltagsinseln« schaffen, in die Sie regelmäßig abtauchen. Im Klartext: Ziel ist, sich bewusst Zeit für sich selbst zu nehmen. Massieren, peelen und pflegen Sie Ihr Äußeres, das hat auch eine Wirkung nach innen. Es stellt Ihren Energieschalter auf Grün. Und das merkt auch Ihre Umwelt. Bessere Ausstrahlung gleich mehr Erfolg – im ganzen Leben!

Wer sich kleine Alltagsinseln schafft,
verliert sich nie im großen Ozean des Lebens.

Tag 1

Fangen Sie den Tag mit einem Glas zimmerwarmem Wasser mit einem Schuss Zitronensaft an. Am besten trinken Sie das Glas langsam aus, noch während Sie im Bett sind. Tun Sie dabei, was Sie wollen: lesen, Instagram checken oder fernsehen!

Treatment 1

Machen Sie zuerst die Trockenbürstenmassage (siehe Seite 162 f.), sie sollte zu Ihrem festen morgendlichen Ritual werden, und dann ein herrliches »SOS Detox Bath« (siehe Seite 80) auf nüchternen Magen! Nach dem Glas Wasser, dem Bad und dem Trockenbürsten wird Ihr Stoffwechsel so richtig angeregt – das hat die doppelte Detox-Power!

Nach dem Bad werden Sie Hunger haben!

FRÜHSTÜCK: GREEN JUICE UND GEGRILLTER GRÜNER SPARGEL MIT (POCHIERTEM) EI

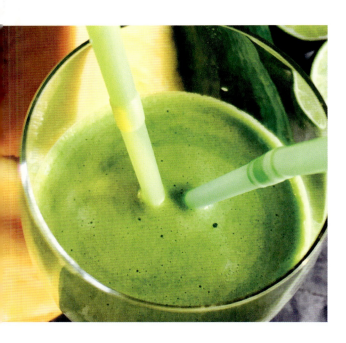

Green Juice

Zutaten für etwa 0,5 Liter

- 120 g Grünkohl
- 1/2 Gurke
- 1 Limette
- 150 g frische Ananas
- Entsafter

So geht's

Alle Zutaten waschen bzw. schälen und in Stücke schneiden.
    Entsaften und in Ruhe genießen.

Grüner Spargel mit Ei – für eine Person

Ich habe mich lange nicht an pochierte Eier herangetraut, weil ich immer dachte, das sei so schwierig zu machen. Bis ich auf YouTube den entscheidenden Film darüber gesehen habe. Vergessen Sie Essigwasser und besondere Salzmengen – es geht ohne, wenn man ein paar einfach Tricks anwendet.

Zutaten

- 1/2 Bund grüner Spargel
- 1 EL Olivenöl
- 1 EL Butter

- Salz
- Pfeffer
- 2 Eier

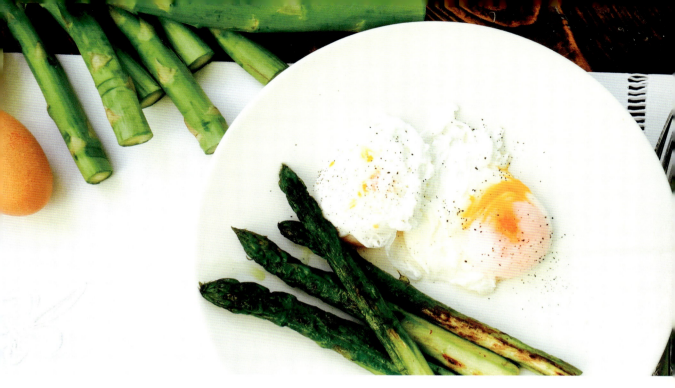

So geht's

1. Waschen und putzen Sie den Spargel. Schneiden Sie das trockene Ende großzügig ab.

2. Erhitzen Sie das Olivenöl in einer Pfanne und geben Sie die Spargelstangen hinein. Braten Sie die Stangen von allen Seiten goldbraun an.

3. Als Letztes die Butter, Salz und Pfeffer dazugeben und die Pfanne vom Herd nehmen. Lassen Sie den Spargel noch in der Pfanne liegen – so bleibt er warm, während Sie die Eier zubereiten.

4. Bringen Sie Wasser zum Kochen. Es sollte aber nicht sprudeln, sondern unter dem Siedepunkt bleiben. Geben Sie Ihr Ei nun in ein Sieb und lassen Sie das instabile, flüssige Eiweiß ablaufen. Das sind meist nur ein paar Tropfen. Währenddessen nehmen Sie einen Kochlöffel und rühren ein paar Mal kräftig im Wasser herum, damit ein Strudel entsteht. Diese Wasserbewegung ist wichtig, um gleich das Ei in Form zu halten.

5. Geben Sie nun das Ei vorsichtig ins Wasser. Sofort sollte sich eine Art Ei-Ball bilden. Lassen Sie das Ei für vier Minuten im heißen Wasser.

6. Nehmen Sie es vorsichtig mithilfe eines Siebs oder Ähnlichem heraus und wiederholen Sie den Vorgang mit dem zweiten Ei.

7. Richten Sie nun den Spargel auf einem Teller an und setzen Sie die beiden Eier darauf. Nach Belieben salzen und pfeffern.

Frisch gestärkt kann es dann ja weitergehen mit Ihren Home-Spa-Treatments!

Treatment 2

Ich dachte an »Almond Sugar Facial« (siehe Seite 106), eine »Go Fruity Mask« (siehe Seite 110) und die »Let It Shine«-Spülung für Ihre Haare (siehe Seite 132). Hierfür nehmen Sie eines der Poweröle für Rapunzel (siehe Seite 126), erwärmen es und kneten es dann vom Haaransatz bis in die Haarspitzen ein – und lassen es den ganzen Tag im Haar. Sie verstärken die Pflegewirkung noch, wenn Sie eine Duschhaube tragen – sieht ja keiner ☺!

Wenden Sie alle Treatments an und lassen Sie sie in Ruhe einwirken. Währenddessen könnten Sie die folgende Snack-Idee zubereiten!

SNACK – ZUCCHINI-BANANEN-MUFFINS

Am Nachmittag werden Sie bestimmt Lust auf etwas Süßes bekommen. Die Einwirkzeit der »Go Fruity Mask« passt perfekt, um schnell diese saftigen und gesunden Muffins vorzubereiten. Durch die Zucchini bleiben sie einige Tage so köstlich und frisch! Wundern Sie sich nicht über die Zucchini im Kuchenteig – sie ist im fertigen Muffin nicht mehr zu schmecken. Sie gibt aber Konsistenz und vor allem Feuchtigkeit. Und das macht sie zu einem tollen Partner für sämtliche Kuchenteige!

Zutaten für 12 Stück

- 180 g Vollkornmehl
- 60 g Buchweizenmehl
- 150 g Kokosblütenzucker, Birkenzucker oder Honig
- 2 TL Backpulver
- 1 Prise Salz
- 1 Prise Muskatnuss
- 1 TL Zimt

- Mark von 1 Vanilleschote
- Abrieb von 1 Biozitrone
- 1 Ei
- 60 ml Olivenöl
- 220 g griechischer Joghurt
- 2 reife, zerstampfte Bananen
- 1 mittlerer fein geriebener Zucchino
- 12 Muffinförmchen aus Papier

So geht's

1. Heizen Sie den Ofen auf 160° C (Umluft) vor. Bestücken Sie ein Muffinblech mit Papierförmchen.

2. Mischen Sie in einer großen Schüssel alle trockenen Zutaten miteinander.

3. In einer kleineren Schüssel das Ei verschlagen und alle feuchten Zutaten sowie die Bananen und die Zucchini dazugeben. Gut vermischen.

4. Nun die feuchte Mischung unter die trockene rühren. Nur so lange rühren, bis sich alles gut vermischt hat.

5. Dann den Teig gleichmäßig in die zwölf Förmchen füllen und 15 bis 20 Minuten backen lassen.

6. Nach dem Backen 15 Minuten auskühlen lassen und genießen!

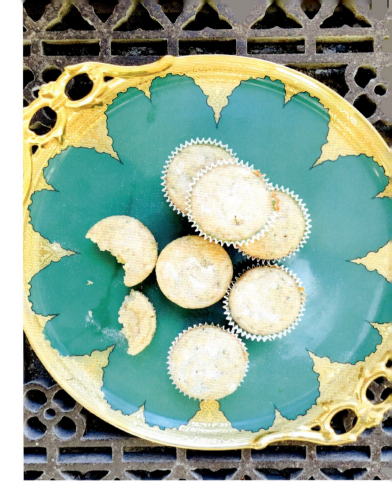

Tipp:

Sie sollten in den drei Tagen Ihrer Wellnesskur auf genügend Flüssigkeitszufuhr achten – aber das gilt eigentlich ganz prinzipiell. Die Body-Treatments regen den Stoffwechsel und die Hauterneuerung an. Dafür benötigt der Körper ausreichend Wasser. Als Regel gilt, pro Stunde mindestens ein Viertelliter Wasser. Wenn Sie sich daran halten, gewährleisten Sie die perfekte Aufnahme. Es bringt zum Beispiel rein gar nichts, wenn Sie den ganzen Tag kaum etwas und abends dann zwei Liter auf einmal trinken! Diese Flüssigkeitsmenge kann der Körper nicht speichern und scheidet sie sofort aus.

Den ganzen Tag Wasser zu trinken ist mir manchmal zu langweilig. Sie sollten aber von gesüßten Industrielimonaden, zu viel Kaffee oder Alkohol während Ihrer Wellnesstage dringend Abstand nehmen. Das wäre wirklich kontraproduktiv.

BASILIKUM-LIMONADE

Zutaten für etwa 750 ml

- 1 Bund Basilikum
- 100 ml Leitungswasser
- 50 g Honig
- 2 Biolimetten
- 1 Handvoll Eiswürfel
- 600 ml Sprudelwasser

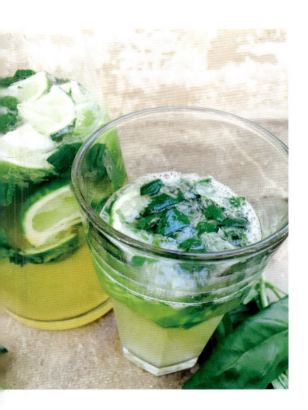

So geht's

1. Waschen Sie den Basilikum, zupfen Sie ihn von den Stielen und zerhacken ihn grob.

2. In einen kleinen Topf geben, mit dem Leitungswasser übergießen und den Honig dazugeben.

3. Die Mischung erhitzen und etwa fünf Minuten köcheln lassen. Danach zur Seite stellen und abkühlen lassen.

4. Nun die Limetten waschen und die Zesten abreiben und in eine Karaffe geben. Anschließend die Limetten auspressen und den Saft ebenfalls einfüllen. Jetzt die ausgepressten Limetten grob zerschneiden und mit in die Karaffe geben – dieser Schritt gibt zusätzlich noch ein tolles Aroma (ähnlich wie beim Caipirinha).

5. Eiswürfel (sechs bis sieben) in den Topf mit dem Basilikumsirup geben und alles miteinander vermischen. Der Sirup kühlt jetzt ab.

6. Füllen Sie den kalten Sirup in die Karaffe, füllen alles mit Sprudelwasser auf und rühren die Mischung einmal kräftig um.

7. Fertig ist das etwas andere Getränk für zwischendurch!

Jetzt haben Sie erst mal genug Input bekommen. Es ist jetzt Zeit für Entspannung. Das könnte ein Spaziergang sein, eine Runde durchs TV zappen oder ein erholsamer Schlaf. Oder Sie checken mal ganz in Ruhe Ihre Lieblings-Onlineshops nach Sales durch ... Was auch immer: Die nächste Stunde gehört ganz Ihnen!

LUNCH – PELLKARTÖFFELCHEN MIT KRÄUTERQUARK UND KÄSE

So einfach dieses Gericht auch klingt, aber ist es nicht wahnsinnig lecker? Ich schreibe hier absichtlich kein Rezept hin, denn jeder mag seinen Kräuterquark anders. Hier nur einige hilfreiche Tipps:

- Ich nehme immer Drillinge (Kartoffeln einer bestimmten kleinen Größe) für dieses Gericht und esse sie dann auch mit Schale.
- Meinen Kräuterquark mische ich aus Magerquark und Schmand im Verhältnis 2:1 – ich mag diese Cremigkeit, und es schmeckt am Ende viel vollmundiger, obwohl man kaum mehr Fett drin hat als mit Magerquark allein.
- Nehmen Sie unbedingt frische Kräuter Ihrer Wahl – wer mag, fügt auch Gurke und Knoblauch dazu.
- Nehmen Sie einen hochwertigen, kräftigen Käse (Bergkäse oder Parmesan).
- Kartoffeln und Quark sind eine basisch gute Kombination – also hauen Sie ruhig rein!

Die Nachmittagszeit könnten Sie zu etwas nutzen, das Sie vielleicht noch nie vorher gemacht haben. Zum Beispiel Lippenbalsam oder Badebomben selbst herstellen. Probieren Sie es aus – bestimmt haben Sie jemanden in Ihrem Freundeskreis, der sich riesig freuen würde! Denken Sie dran: Ihre positive Energie wächst mit jedem guten Moment!

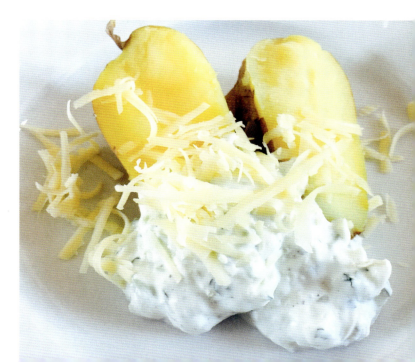

Treatment 3

Gönnen Sie sich ein Schöne-Füße-Bad: Setzen Sie sich an einen geliebten Ort, an dem es für Sie bequem ist. Legen Sie ein Handtuch neben sich und gönnen Sie sich während der Behandlung einen feinen Bananen-Zucchini-Muffin. Stellen Sie Ihre Füße in zwei alte Schüsseln oder Gefäße. Schütten Sie über jeden Fuß einen 0,5-Liter-Becher Buttermilch und lassen Sie Ihre Füße für 30 Minuten darin stehen. Dann nur noch trocken tupfen und kuschelige Socken drüberziehen. Die Milchsäure der Buttermilch wirkt nach und regt die Zellerneuerung an.

DINNER – ELNA'S LOW CARB BEEFBOWL

Tadaaa! Mein liebstes Gericht, wenn es schnell gehen soll. Es ist richtig lecker und im Nu zubereitet. Es schmeckt sogar am anderen Tag noch kalt als Salat gut – also merken Sie sich das Gericht für Bürotage!

Zutaten für 2 Personen

- 1 Knoblauchzehe
- 1 rote Zwiebel
- 1 EL Olivenöl
- 400 g Rindertatar
- Kreuzkümmel
- Salz
- Chili
- 2 Karotten
- 1–2 Hände voll frischer Koriander
- Zitronensaft

So geht's

1. Knoblauch und Zwiebel schälen und den Knoblauch ganz fein hacken, die Zwiebel in kleine Würfel schneiden. In einer Pfanne mit Olivenöl glasig dünsten.

2. Nun das Fleisch dazugeben und kross anbraten. Nach Belieben mit Kreuzkümmel, Salz und Chili würzen.

3. Jetzt die Karotten schälen und zu der Fleischmischung reiben. Alles gut miteinander vermischen. Etwa drei Minuten mitdünsten.

4. Am Schluss noch den Koriander hacken und untermischen.

5. Auf einem Teller anrichten und mit Zitronensaft beträufeln.

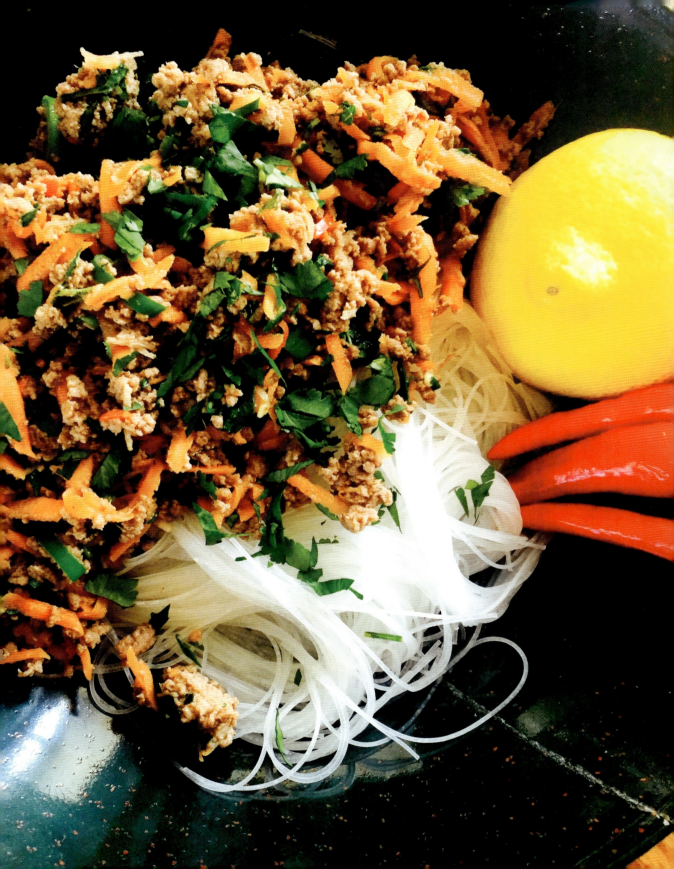

VEGGIE-ALTERNATIVE – MEXICAN QUINOA BOWL

Zutaten für 2 Personen

- 1 TL Olivenöl
- 2 Knoblauchzehen
- 1 Chilischote
- 2 EL Tomatenmark
- 180 g (rote) Quinoa
- 120 ml Gemüsebrühe
- 150 g Mais aus der Dose
- 100 g Kidney-Bohnen aus der Dose
- 150 g Erbsen (TK)

- 1 rote Paprika
- 1/2 TL Kümmel
- Etwas Chilipulver oder Paprikapulver
- Salz und Pfeffer
- 1 Avocado
- 1 Limette
- Etwas frischer Koriander
- Frühlingszwiebel
- Etwas griechischer Joghurt als Topping

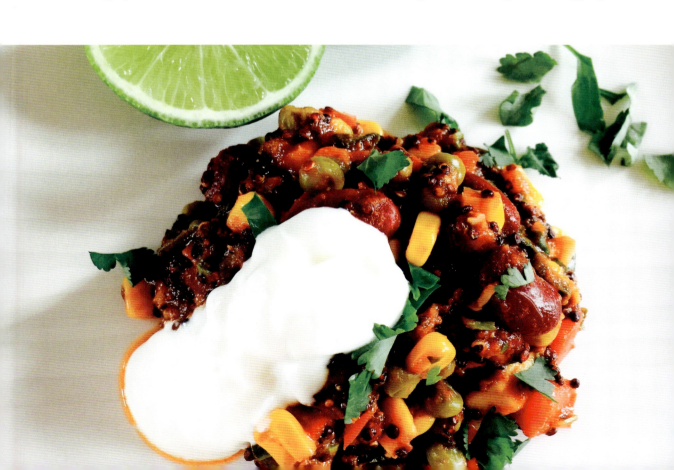

So geht's

1. Das Olivenöl in einer Pfanne erhitzen und den geschälten und gehackten Knoblauch darin anbraten. Die Chilischote halbieren, Kerne entfernen (außer Sie möchten es ganz scharf) und ebenfalls hinzugeben.

2. Das Tomatenmark hinzugeben und kurz mitrösten.

3. Quinoa waschen, gut abtropfen lassen und hinzugeben. Unter Rühren erhitzen und mit der Gemüsebrühe ablöschen.

4. Paprika waschen, vom Strunk befreien, entkernen, klein schneiden und zusammen mit dem abgetropften Mais, den abgetropften Bohnen und den noch gefrorenen Erbsen dazugeben.

5. Gewürze nach Belieben hineingeben und die Mischung abgedeckt etwa 20 Minuten bei mittlerer Hitze köcheln lassen.

6. Zum Schluss die Avocado entkernen und klein schneiden. Limette auspressen und das Avocadofleisch zusammen mit dem gehackten Koriander und den in Röllchen geschnittenen Frühlingszwiebeln unterheben.

7. Mit Salz und Pfeffer abschmecken und mit einem guten Klecks Joghurt darauf servieren.

Treatment 4

Bevor Sie schlafen gehen und Ihr nächtliches Beauty-Ritual starten, cremen Sie sich mit einer selbst gemachten Bodybutter ein. Pyjama und Bademantel drüberziehen und einfach relaxen!

Tag 2

Starten Sie den Tag wieder mit einem Glas zimmerwarmem Wasser mit einem Schuss Zitronensaft. Dieses Glas Wasser tut richtig etwas für Sie! Es »wässert« alle inneren Leitungen und löst eine Stoffwechselreaktion aus, die den Körper verstärkt zum Entgiften anregt.

Treatment 1

Gönnen Sie sich eine Runde Trockenbürsten (sieh Seite 162 f.) und ein entspannendes Milchbad. Dieses pflegende Bad ist ganz einfach zu machen. Einfach drei Liter Vollmilch (3,5 Prozent Fett) in eine gefüllte Badewanne geben und etwa 15 bis 20 Minuten darin ruhen. Wer möchte, gibt noch eine Tasse Honig dazu.

Das Bad ist wegen der Milchsäure und des Milchfetts so gut für Ihre Haut. Das Milchfett pflegt und glättet die Haut, und die Milchsäure regt die Hauterneuerung und den Aufbau des Säureschutzmantels an. Zudem wirkt die Milchsäure wie ein sanftes Peeling, denn sie sorgt dafür, dass die toten Hautschüppchen sanft abgelöst werden.

Sie sollten allerdings auf den Gebrauch von Duschgel, Seife und Co. verzichten. Nach dem Bad einfach nur die Haut leicht trocken tupfen und gemütliche Kleidung anziehen.

FRÜHSTÜCK – KOKOSMILCHREIS
MIT FRISCHER MANGO

Dieses Frühstück ist reichhaltig und mal etwas anderes als Porridge. Haben Sie Kinder? Dann machen Sie am besten die doppelte Portion, sonst bleibt am Ende nichts mehr für Sie selbst übrig!

Zutaten für 2–3 Portionen

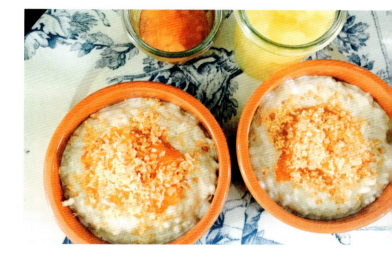

- 200 g Milchreis
- 700 ml Kokosmilch
- 300 ml Wasser
- 1 Vanilleschote
- 1 EL Kokosöl
- 2 EL Kokosraspeln
- 1 Mango
- 2 EL Ahornsirup
- 1 Zitrone

So geht's

1. Erhitzen Sie den Milchreis mit der Kokosmilch, dem Wasser und der aufgeschnittenen Vanilleschote und kochen ihn etwa 30 Minuten, bis er weich und cremig ist.

2. Während der Reis köchelt, erhitzen Sie in einer kleinen Pfanne das Kokosöl und rösten die Kokosraspeln schön goldbraun darin. Aber Vorsicht: Das geht schnell!

3. Nun schälen und entkernen Sie die Mango und schneiden Sie zu Ragout. Dazu alles schön klein schneiden und dann noch mal mit einem großen Messer hacken. In eine kleine Schüssel abfüllen und zur Seite stellen. Wer mag, macht einen Schuss Ahornsirup daran, presst eine Zitrone aus und gibt etwas Saft davon dazu.

4. Wenn der Milchreis fertig ist, können Sie ihn mit dem Ahornsirup süßen.

5. Richten Sie dann etwas von dem Reis in einem Teller an und garnieren Sie das Mangoragout und die Kokosraspeln darüber.

Übrigens: Der Kokosmilchreis schmeckt auch kalt sehr gut!

Die »Haarmaske für Engel«, die Sie auf Seite 136 finden, gibt trockenem Haar
wunderbare Pflege. Genießen Sie sie, und entspannen Sie dabei!

Treatment 2

FAMILY-LUNCH – PANKO VEGGIES MIT HÄHNCHENFINGERN AUS DEM OFEN

Dies ist mein Familien-Schlemmer-Gericht überhaupt. Das Rezept für das geröstete Gemüse werden nicht nur Sie lieben. Selbst mein Sohn, der alle Arten Gemüse zu seinen Spezialfeinden erklärt hat, isst alles, wenn es so zubereitet ist. Die Geheimwaffe? Pankomehl! Das japanische Paniermehl ist zwar aus geschreddertem Weißbrot, aber es taucht mit relativ wenig Fett alles in eine krosse und köstliche Kruste. Ich verspreche Ihnen, Ihre Familie wird kaum etwas übrig lassen!

Ich habe auf dem Bild Möhren genommen, aber es funktioniert mit vielen röstbaren Gemüsesorten wie zum Beispiel Brokkoli, Rosenkohl und Kohlrabi.

Mit diesem Gericht haben Sie kaum Arbeit – einfach alles vorbereiten und ab in den Ofen damit. Währenddessen haben Sie genug Zeit, um ganz in Ruhe die Haarkur auszuwaschen und sich zu föhnen!

Zutaten für 4 Personen

- 4 Knoblauchzehen
- 1 kg Möhren
- 1 Bund Petersilie
- 200 ml Pflanzenöl
- 12 EL geriebener Parmesan
- 70 g Pankomehl
- Salz

- Pfeffer
- 1 kg Hähnchenfilet
- 1 Packung Finn-Crisp-Knäckebrot
- 2 Eier
- 8 EL Pankomehl
- 6 EL Mehl

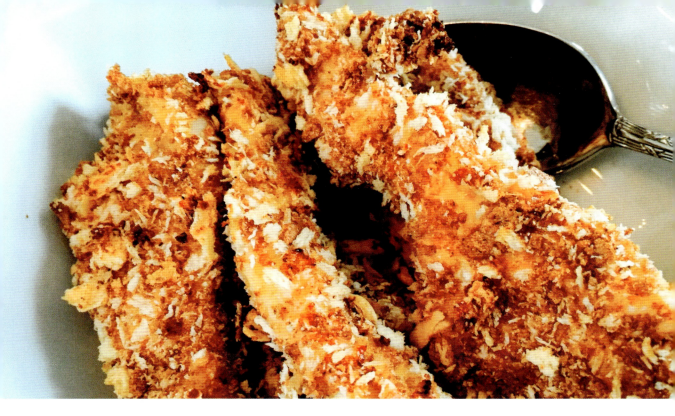

So geht's

1. Backofen auf 200 °C vorheizen. Ein Backblech mit Backpapier auslegen.

2. Knoblauch schälen und hacken. Möhren schälen und vierteln. Petersilienblätter von den Stängeln zupfen, hacken und beiseitelegen.

3. Möhren in eine Schüssel geben und mit Pflanzenöl, Knoblauch, Parmesan und den 70 g Pankomehl vermengen. Mit Salz und Pfeffer würzen.

4. Waschen Sie das Hähnchen und schneiden Sie es in etwa zwei Finger dicke Streifen.

5. Nun die Finn Crisps grob zerbrechen und im Mixer zu Mehl verarbeiten.

6. Das Finn-Crisps-Mehl mit den 8 EL Pankomehl mischen und in einen tiefen Teller füllen.

7. Die Eier ebenfalls in einen tiefen Teller geben und mit einer Gabel verquirlen. Ordentlich salzen und pfeffern. Dann das Mehl in einen dritten Teller füllen und alle Teller nebeneinander aufstellen.

8. Nun die Hähnchenstücke nacheinander zuerst im Mehl wälzen, dann im Ei und zuletzt in der Panko-Finn-Crisp-Mischung. Diese gut andrücken.

9. Hähnchen und Möhren auf das Backblech geben und im heißen Ofen 20 Minuten garen. Nach der Hälfte der Zeit wenden. Mit Petersilie bestreuen und servieren.

VEGGIE-ALTERNATIVE –
ORIENTALISCHER BOHNENSALAT

Dieser Salat zählt zu meinen absoluten Lieblingen! Er ist richtig gesund und eine echte Geschmackssensation! Für das Wellnesswochenende eignet er sich sehr gut, da das Kalium in den Bohnen den Körper entwässert und entschlackt.

Außerdem kommen die grünen Stangen auf fast 20 Milligramm Vitamin C. Wenn Bohnen frisch sind, erkennt man das übrigens daran, dass die Stangen glatt durchbrechen.

Zutaten für 4 Personen

- 400 g grüne Bohnen
- 7 mittelgroße Kartoffeln
- 3 Karotten
- 50 g Couscous

Zutaten fürs Dressing

- 1/2 Bund Koriander
- 1/4 Bund Petersilie
- 1 TL Kumin (Kreuzkümmel)
- 1 TL Paprikapulver
- Saft einer Zitrone
- 1 EL Sultaninen
- 2 Knoblauchzehen (geschält)
- 5 EL Olivenöl
- 1/2 TL Meersalz
- Pfeffer nach Belieben

So geht's

1. Die Bohnen waschen und putzen. Die Kartoffeln gut waschen und (je nach Größe) vierteln. Die Karotten waschen und in feine Stifte schneiden.

2. Kochen Sie Wasser auf und lassen Sie das Couscous etwa zehn Minuten darin quellen. Danach abseihen und zur Seite stellen.

3. Die Kartoffeln in Salzwasser garen und die Bohnen und Karotten im Dämpfeinsatz bissfest dämpfen. Wenn Sie keinen Dämpfeinsatz haben, einfach einen normalen Topf nehmen und alles in Wasser garen.

4. Für das Dressing alle Zutaten in eine Küchenmaschine geben und zu einer glatten Paste pürieren. Mit Meersalz abschmecken.

5. Abschließend den Bohnensalat mit dem Dressing in einer Schüssel gut vermengen, eventuell noch mal mit Salz und Pfeffer abschmecken und servieren.

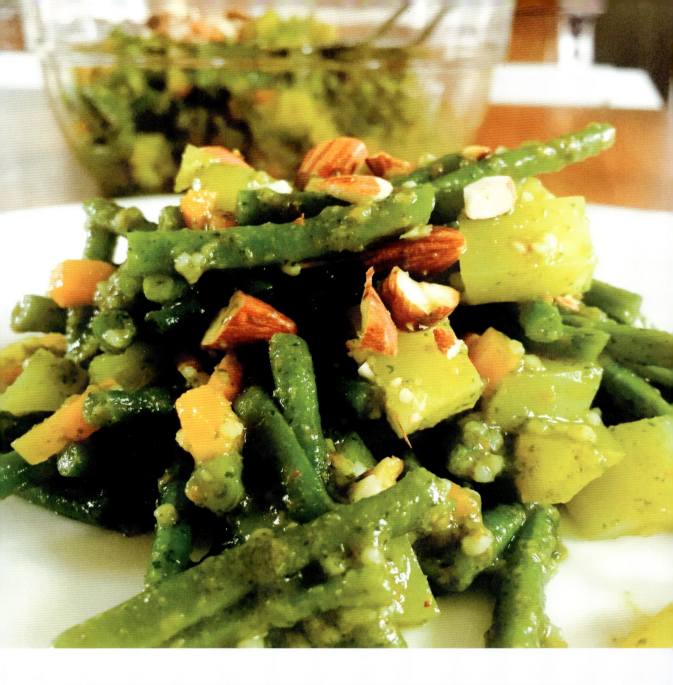

Tipp:

Zum Bohnensalat passen auch gut geröstete Cashews oder Mandeln als Extra-Topping.

Treatment 3

Genießen Sie das Gesichtsdampfbad »Deep Pore« (siehe Seite 98) und die tolle »Blueberry Anti Aging Mask« (siehe Seite 104). Legen Sie ein paar Beeren für den Snack beiseite!

SNACK – FROZEN FRUIT'N YOGHURT

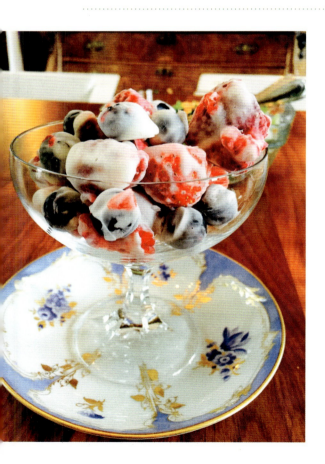

Mischen Sie sich einen kleinen Obstsalat aus dem, was Sie gerade dahaben. Erdbeeren, Himbeeren, Blaubeeren, aber auch Bananen schmecken super in diesem einfachen, aber köstlichen Snack!

Zutaten für 1 Person

- 150 g gemischte Beeren oder andere Früchte
- 100 g griechischer Joghurt

So geht's

1. Ein Backblech mit Backpapier auslegen.
2. Mithilfe zweier Gabeln das Obst im Joghurt wenden und nebeneinander auf das Backblech setzen.
3. Für etwa zwei Stunden einfrieren.
4. Herausnehmen und den Snack in Ruhe genießen!

Treatment 4

Gehen Sie nach draußen, und bewegen Sie sich an der frischen Luft! Lassen Sie Ihr Gesicht nach der belebenden Maske von vorhin richtig durchpusten und tanken Sie Sauerstoff!

DINNER – AVOCADOSCHIFFCHEN MIT MARINIERTEM HIRTENKÄSE

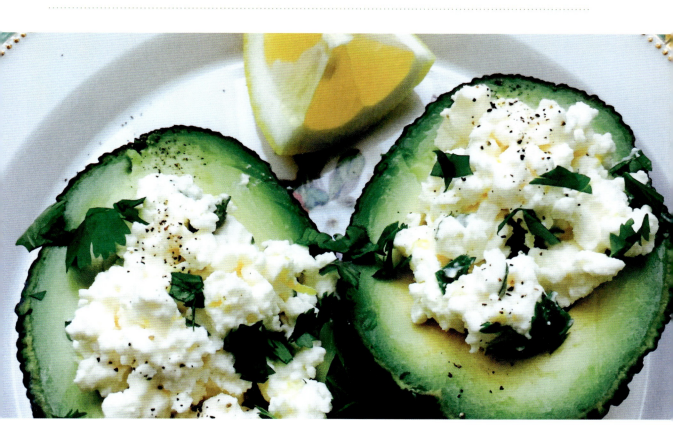

Supereasy, aber raffiniert! Die Avocado ist der perfekte Partner zum salzig-würzigen Feta. Die Zitronenzesten geben den letzten Pfiff – und dieses Gericht tut Ihrer Haut viel Gutes. Der regelmäßige Genuss von Avocado macht die Haut prall und ebenmäßig und beugt Hautflecken vor.

Zutaten für 1 Portion

- 50 g Hirtenkäse oder Feta
- 1 Biozitrone
- 1 Prise Salz
- Pfeffer nach Belieben
- 1 Avocado

So geht's

1. Bröckeln Sie den Hirtenkäse in eine Schüssel.
2. Reiben Sie Zesten von der Zitrone ab und pressen Sie den Saft aus. Geben Sie einen TL Saft und ½ TL Zesten zum Käse und würzen Sie ihn mit Salz und Pfeffer.
3. Die Avocado halbieren, entkernen und auf einen Teller setzen.
4. Mit dem Hirtenkäse befüllen und servieren.

Treatment 5

Bevor Sie sich zum abendlichen Relaxen vor dem Fernseher auf die Couch legen oder sich mit einem guten Buch zurückziehen, cremen Sie Ihren Körper mit sanften Massagebewegungen von oben bis unten ein. Dafür können Sie ein pures Basisöl nehmen oder eine selbst gemachte Bodybutter. Denken Sie jetzt an Ihre Füße: Diese besonders dick eincremen und dann Socken drüberziehen!

Und jetzt einfach nur entspannen ...

Tag 3

Beginnen Sie den Tag wieder mit einem Glas zimmerwarmen Wasser mit einem Schuss Zitronensaft darin.

Treatment 1

Gönnen Sie sich eine Runde Trockenbürsten (siehe Seite 162 f.), und genießen Sie danach ein Epsom-Totes-Meer-Bad. Hierzu geben Sie einfach 250 Gramm Epsom-Salz und 250 Gramm Totes-Meer-Salz ins Badewasser und relaxen darin für 20 Minuten. Diese Kombination entwässert das Gewebe, wirkt straffend und entspannt die Muskulatur.

Während Sie Ihr Bad genießen, nützen Sie eine gefrorene Portion der »Refresh Yourself«-Maske (siehe Seite 112), und lassen sie in sanften Bewegungen über Ihr ganzes Gesicht kreisen. Vergessen Sie die Augenpartie nicht – für den extrawachen Blick!

Und nun den letzten Schliff mit dem »Epsom Scrub« (siehe Seite 68): Peelen Sie sich auf Hochglanz – morgen ist Showtime! Durch das Öl im Scrub bräuchten Sie jetzt keine zusätzliche Bodylotion mehr – wem das aber zu wenig ist, der kann 100-prozentiges Aloe-vera-Gel nehmen und sich damit eincremen. Lassen Sie es einfach trocknen, und ziehen Sie sich dann an. Das Gel gibt einen tollen Schuss Feuchtigkeit in die offenen und sauberen Poren.

FRÜHSTÜCK –
POLENTA VANILLA BERRY BOWL

Dieser cremige Frühstücksbrei ist der perfekte Start in den Tag. Denn er hält lange satt und zufrieden. Mich erinnert der Vanillegeschmack an meine Kindheit. Ich weiß gar nicht genau, warum!

Jedenfalls liebe ich die sahnige Konsistenz – sie stimmt mich immer so zufrieden! Warum sollte man Polenta auch immer nur auch Beilage verwenden?

Übrigens: Kurz erwärmt, schmecken auch Reste noch lecker!

Zutaten für 4 Portionen

- 300 ml Wasser
- 100 g Polenta
- 1 Prise Salz
- 1 Vanilleschote
- 150 ml Milch
- 1/2 TL Kurkuma

- 100 g gemischte Beeren (Banane, Pfirsiche oder Weintrauben schmecken auch köstlich!)
- 4 EL flüssige Sahne
- 3 EL Ahornsirup
- 1 EL Butter

So geht's

1. Erhitzen Sie das Wasser in einem kleinen Topf. Geben Sie die Polenta und das Salz hinzu und lassen Sie alles zehn Minuten unter Rühren köcheln, damit sich keine Klümpchen bilden. Halbieren Sie die Vanilleschote und lassen Sie sie einfach mitkochen.

2. Nun die Milch und das Kurkuma einrühren und alles weitere zehn Minuten köcheln lassen.

3. Waschen Sie die Beeren (oder andere Früchte) und stellen Sie sie parat.

4. Wenn die Konsistenz schön breiig ist, können Sie die flüssige Sahne unterheben und das Ganze mit dem Ahornsirup süßen.

5. Kurz vor dem Servieren noch die Butter unterziehen.

6. Richten Sie den Polentabrei nun auf den Tellern an und garnieren Sie den Brei mit den gemischten Früchten.

7. Wer mag, kann noch einen Schuss Sahne draufgeben.

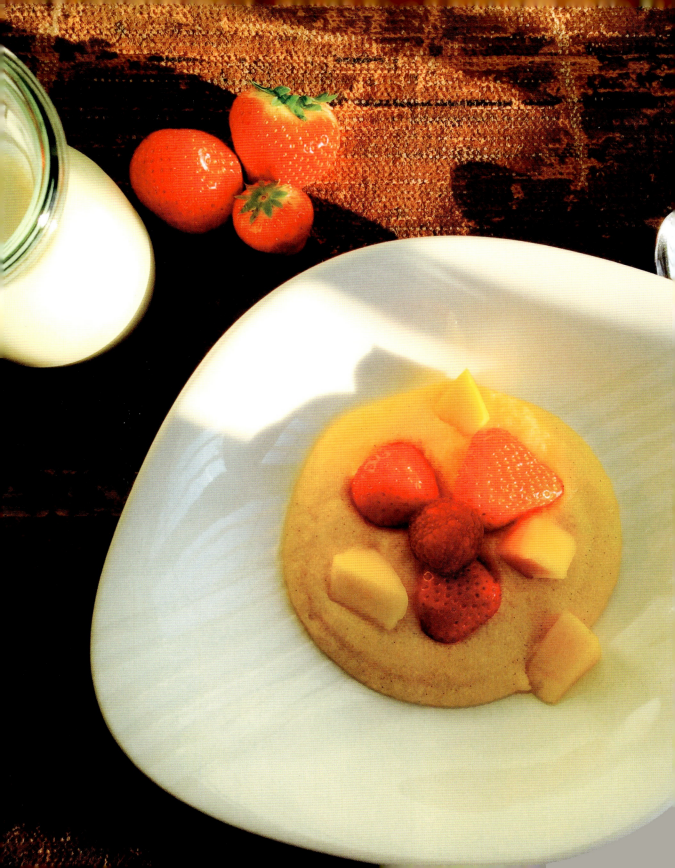

ETWAS SÜSSES GEFÄLLIG?

Wenn Sie Gummibärchen und Weingummi lieben, habe ich hier ein phänomenales Rezept für Sie, mit dem Sie – und Ihre Kinder – ohne Reue naschen dürfen. Es dauert zwar ein paar Stunden, bis es fertig ist, aber es lohnt sich! Heute ist Ihr letzter Wellnesstag – die Erholung versüßt Ihnen sicher die nächsten Tage.

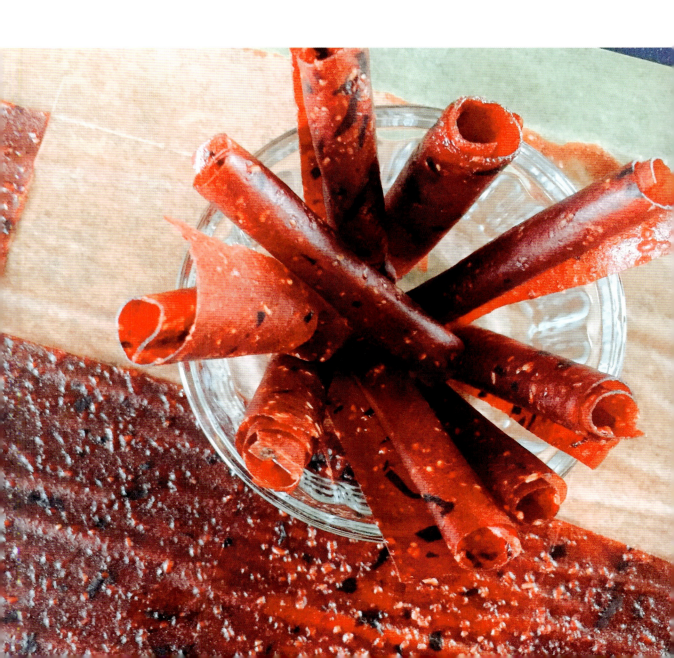

Zutaten für 1 Blech

- 250 g Himbeeren
- 750 g Erdbeeren
- 3 EL Honig
- 2 TL Zitronensaft
- 1/2 Bund Basilikum
- Food Processor oder Hochleistungsmixer

So geht's

1. Heizen Sie den Backofen auf 80 °C Heißluft vor und legen Sie ein Backblech mit Backpapier aus.

2. Himbeeren und Erdbeeren waschen und in grobe Stücke schneiden. Zusammen mit Honig und Zitronensaft im Mixer fein pürieren. Das Püree in einen Topf füllen und etwa zehn Minuten einkochen lassen.

3. Basilikum fein hacken, zum Püree geben und die Mischung weitere fünf Minuten köcheln lassen.

4. Die Mischung auf das Backpapier geben und dünn und gleichmäßig verstreichen. Im heißen Ofen etwa drei bis vier Stunden trocknen.

5. Mit einem Finger testen, ob die Oberfläche des Pürees trocken ist. Falls sie sich noch klebrig anfühlt, weitere 30 bis 60 Minuten im Ofen trocknen und alle 30 Minuten die Konsistenz prüfen.

6. Fertiges Fruchtleder samt Backpapier in Streifen schneiden. Streifen aufrollen und in einem luftdichten Behälter aufbewahren.

Treatment 2

Gönnen Sie sich das Gesichtsdampfbad »Deep Pore« (siehe Seite 98), eine »Clean It«-Maske (siehe Seite 102) oder eine »Carrot Glow Mask« (siehe Seite 100).

LUNCH – KRÄUTER-SPAGHETTI

Dies ist ein schnelles und frisches Pastagericht, was aber wirklich raffiniert schmeckt. Man kann es das ganze Jahr über genießen, da es mit jeder Kräutermischung gut schmeckt. Ich habe es mir zu meinen Kölner Zeiten oft gemacht, denn da hatte ich eine Dachterrasse voller gesunder Kräuter!

Zutaten für 2 Portionen

- Salz
- 250 g Spaghetti
- 50 g Mandeln (optional)
- 60 g Parmesan oder Pecorino
- 1/2 Zwiebel
- 1 Knoblauchzehe

- 3 EL Olivenöl
- 80 g Kräuter Ihrer Wahl (Petersilie, Koriander, Thymian, Rosmarin, Basilikum, Bärlauch, Oregano)
- 10 Cherry-Tomaten, halbiert
- 1 Chilischote oder Pfeffer
- 1 Zitrone

So geht's

1. Erhitzen Sie das gut gesalzene Wasser und kochen Sie die Pasta, bis sie al dente ist.

2. Hacken Sie die Mandeln und rösten Sie sie kurz an, bis sie goldbraun sind. Vom Herd nehmen und zur Seite stellen. Reiben Sie parallel den Käse.

3. Nun schälen Sie Zwiebel und Knoblauch und schneiden bzw. hacken beides klein. Geben Sie Olivenöl in eine Pfanne und dünsten Sie die Zwiebel-Knoblauch-Mischung, bis sie leicht Farbe annimmt.

4. Währenddessen die gewaschenen Kräuter fein zerhacken und dann ebenfalls in die Pfanne geben. Circa fünf Minuten mitdünsten lassen. Es müsste herrlich duften!

5. Geben Sie jetzt die Tomaten dazu und reduzieren Sie die Hitze. Mit Salz und Chili oder Pfeffer nach Belieben würzen.

6. Gießen Sie die Nudeln ab und schütten Sie sie noch dampfend in die Pfanne. Mischen Sie alles gut miteinander, geben Sie ein paar Zitronenzesten und den Saft einer halben Zitrone über die Nudeln und mischen noch einmal durch.

7. Nun schnell servieren und genießen!

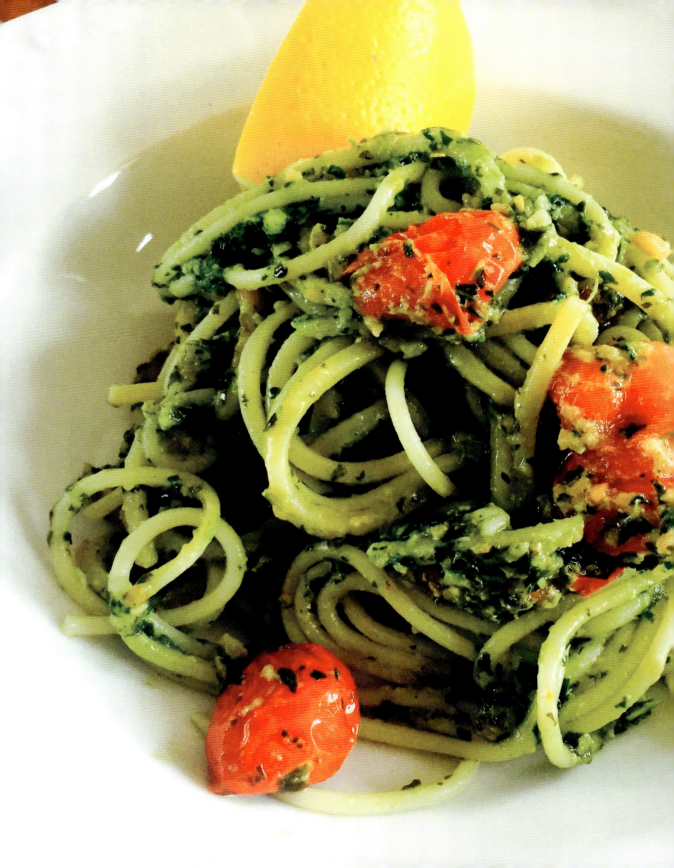

Treatment 3

Ruhen Sie ein Stündchen aus. Machen Sie vorher ein Handpeeling (siehe Seite 140) und während des Kurzschläfchens die Bananen-Power-Packung für Ihre Füße (siehe Seite 146). Wenn Sie die Packung abgespült haben, tupfen Sie die Füße ab und behandeln Sie sie danach mit einem Bimsstein, um auch den letzten Rest Hornhaut zu beseitigen. Jetzt noch dick mit der »Easy Going Bodybutter« von Seite 88 eincremen und dicke Socken drüberziehen.

SNACK – LECKERER »MAKAO«

Wenn das Nachmittagstief gepaart mit Lust auf Schokolade daherkommt, mache ich mir immer dieses phänomenale Getränk. Maca und der Rohkakao machen nicht nur fit und wach, sondern beinhalten auch wertvolle Antioxidantien, die unserer Haut das Extrastrahlen verleihen, weil sie die bösen freien Radikale fangen, die unserem Aussehen und der Fitness so schaden!

Zutaten für 1 großes Glas

- 250 ml Mandelmilch
- 1 EL Rohkakao
- 1 TL Maca-Pulver
- 1/2 Vanilleschote
- Honig oder Ahornsirup

So geht's

Werfen Sie einfach alle Zutaten in den Mixer und warten Sie, bis eine feine Crema entsteht. In ein Glas füllen und einfach genießen!

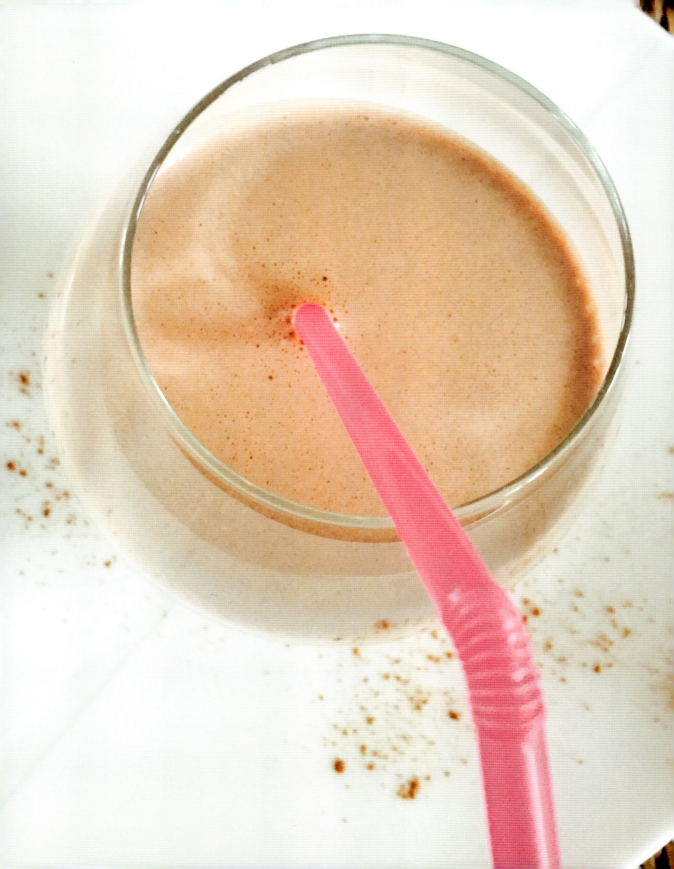

Treatment 4

Gönnen Sie sich die »Super Moist«-Haarkur (siehe Seite 130) und eine herrliche Apfelessig-Haarspülung (siehe Seite 132).

DINNER – TANDOORI-LACHS MIT VIETNAMESISCHEM GURKENSALAT

Zutaten für 4 Personen

- 1 Biosalatgurke
- 1 weiße Zwiebel
- Saft von 2 Limetten
- 2 EL Reisessig
- 2 EL Fischsoße (Nam Pla)
- 1 TL Ahornsirup

- 1/2 Bund Minze
- 1/2 Bund Koriander
- 1 Handvoll gesalzene und geröstete Cashewnüsse
- 600 g Lachs
- 100 g Joghurt
- 3 EL Tandoori-Paste

So geht's

1. Waschen Sie die Gurke und halbieren Sie sie. Schaben Sie mithilfe eines kleinen Löffels die Kerne heraus. Schneiden Sie die Gurke in möglichst feine Scheiben – ein Gemüsehobel hilft! Wenn Sie keine Bioqualität bekommen, die Gurke bitte schälen.

2. Nun die Zwiebel schälen, in kleine Würfel schneiden und zu den Gurkenscheiben in eine Schüssel geben.

3. In einer kleinen zweiten Schüssel Limettensaft, Reisessig, Fischsoße und Ahornsirup miteinander verquirlen und dann über die Gurken gießen. Gut mischen.

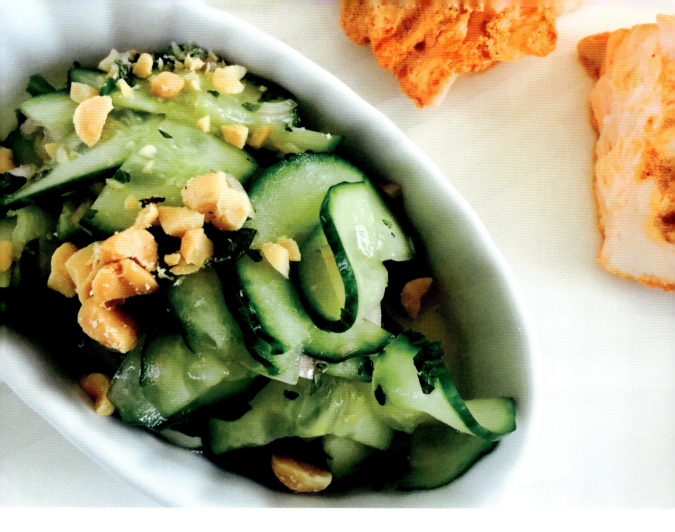

4. Waschen und hacken Sie anschließend die Kräuter und bestreuen Sie den Salat damit.

5. Zuletzt die Cashewnüsse darübergeben.

6. Waschen und entgräten Sie den Lachs. Befreien Sie ihn von der Haut und schneiden Sie ihn in vier gleich große Stücke.

7. Mischen Sie Joghurt und Tandoori-Paste und wälzen Sie den Lachs darin. Stellen Sie alles für eine Stunde zum Marinieren in den Kühlschrank.

8. Heizen Sie den Backofen auf 180° C vor. Nach der Marinierzeit den Lachs auf ein mit Backpapier belegtes Blech legen und 15 Minuten garen lassen.

9. Servieren Sie den Lachs mit dem Gurkensalat und lassen Sie es sich schmecken!

VEGGIE-ALTERNATIVE –
LOW-CARB-OFENPUFFER

Zutaten für 2 Portionen

- 100 g Blattspinat
- 2 Eier
- 4 EL Mandelmehl (einfach Mandeln im Mixer mahlen)
- 60 g geriebener Pecorino, Parmesan oder Bergkäse
- Salz

- Pfeffer
- 1 Handvoll Blattsalat (z.B. Romasalat)
- 1 Tomate
- 2 EL griechischer Joghurt
- 1 TL Zitronensaft
- 1/2 rote Zwiebel

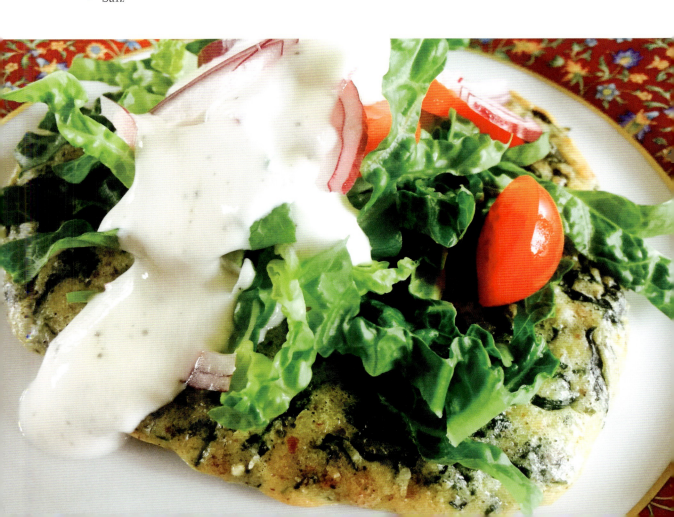

So geht's

1. Heizen Sie den Backofen auf 200 °C vor und belegen Sie ein Backblech mit Backpapier.

2. Für die Puffer Blattspinat waschen und in kochendem Salzwasser etwa eine Minute blanchieren, in Eiswasser abschrecken.

3. Spinat abgießen und mit den Händen überschüssige Flüssigkeit ausdrücken. Spinatblätter fein hacken. Mit Eiern, Mandelmehl und Käse vermengen und mit Salz und Pfeffer würzen.

4. Masse auf Backpapier zu runden Kreisen verstreichen. Im heißen Ofen etwa 15 Minuten backen. Abschließend vorsichtig vom Backpapier lösen.

5. Salat waschen und zerkleinern. Tomaten waschen und in Scheiben schneiden. Griechischen Joghurt mit Zitronensaft verrühren und mit Salz und Pfeffer abschmecken. Zwiebel schälen und in kleine Streifen schneiden.

6. Belegen Sie die noch warmen Puffer mit Salat und Tomaten und beträufeln Sie sie mit griechischem Joghurt und den frischen Zwiebeln.

Treatment 5

Bereiten Sie sich das » Princess' Dreams Pillow Spray« von Seite 154 zu, und lassen Sie sich davon früh ins Land der Träume entführen! Wer kein Spray auf den frischen Laken mag, nimmt das Night Oil auf Seite 158. Sie werden am anderen Morgen wie neugeboren aufwachen.

Ich hoffe, Sie hatten mit den Glow-to-go-Tagen viele schöne Momente. Vielleicht haben Sie über etwas nachgedacht, was Sie schon lange nicht losgelassen hat. Oder Sie haben einen kreativen Plan für ein neues Projekt entwickelt — oder Sie fühlen sich einfach innerlich wie äußerlich gereinigt.

Über die Autorin

Nachdem sie einige Jahre als Model in die Modewelt hineinschnuppern durfte, war Elna-Margret zu Bentheim und Steinfurt klar, dass da ihre Zukunft liegt! Nach erfolgreich abgeschlossenem Studium der Kommunikationswissenschaften, des PR und Marketing arbeitete Elna-Margret Prinzessin zu Bentheim viele Jahre als Marketingfachfrau und Production Coordinator in Werbeagenturen und Produktionsfirmen für international renommierte Unternehmen. Hierbei avancierte sie zur Koryphäe im Bereich Mode und Lifestyle. Bekräftigt wurde dies durch ihr Engagement beim Modeunternehmen »Unrath & Strano« von 2011 bis 2013.

Als Angehörige eines der ältesten Fürstenhäuser Deutschlands gelingt es ihr wie kaum einer anderen Adeligen, das familiäre Umfeld mit dem beruflichen Tätigkeitsbereich in Einklang zu bringen. Elna-Margret zu Bentheim ist daher gern gesehener Gast und Expertin bei internationalen Society Events und Fashionshows rund um das Thema Mode und Glamour.

Nachdem die leidenschaftliche Köchin begann, sich mit dem Thema gesunde und ausgewogene Ernährung auseinanderzusetzen und darüber zu bloggen, erhielt sie bald ihre eigene Koch- und Lifestyle-Kolumne im Online-Lifestyle-Magazin »Monaco de Luxe« mit dem Titel »Kitchen de Luxe by Elna-Margret zu Bentheim«. Seit September 2015 kann man Elna-Margret zu Bentheim zudem als Modekorrespondentin beim Shopping Sender QVC sehen. Sie ist derzeit einmal pro Woche auf Sendung und stellt die aktuellen Schmuck- und Modetrends internationaler Designer vor.

Nach dem Erfolg ihres ersten Buchs ANTI AGING FOOD – #EatWhatMakesYouGlow# legt sie nun ihr zweites Werk SKIN SECRETS – Haut & Haare pflegen mit Essenzen & Ölen aus der Küche vor.

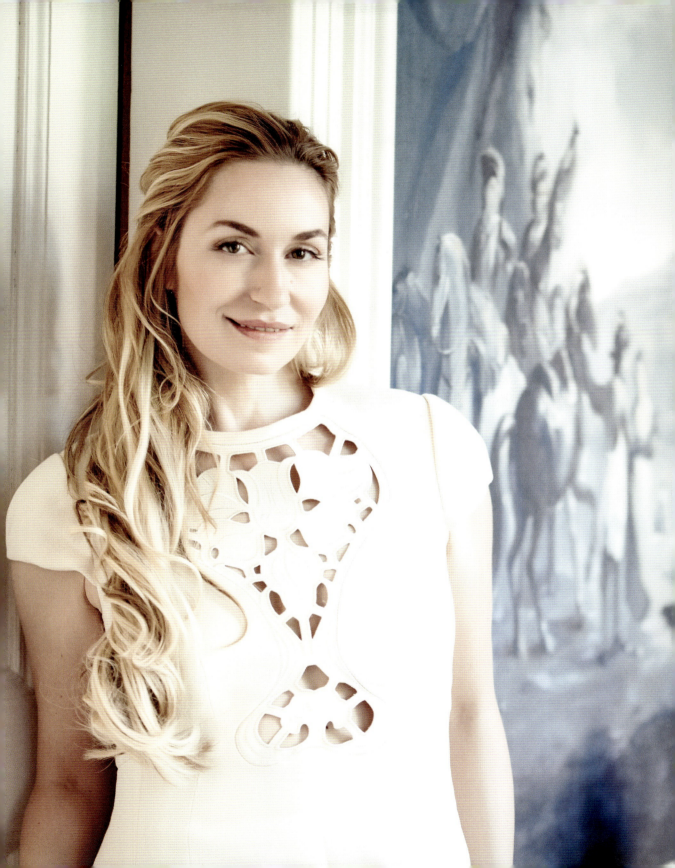

Bildnachweis

© Christian Geisselmann: S. 17; S. 57; S. 58; S. 62; S. 92; S. 124; S. 138; S. 152 und S. 203.

© Elna-Margret Prinzessin zu Bentheim und Steinfurt: S. 8; S. 12; S. 15; S. 35; S. 61; 65–85; S. 89–91; S. 97–123; S. 127–137; S. 141–145; S. 149–151; S. 155–161; S. 164–199.

© shutterstock: S. 16: Sergey Skleznev; S. 18: Yulia Grigoryeva; S. 21: iva; S. 27: Syda Productions; S. 30: Hitdelight; S. 31: Matryoha; S. 32: Valetyn Volkow, Katerina Planina; S. 33: Anna Kucherova, Rin Seiko; S. 34: Rob kemp; S. 36: foodlove, kotoffei; S. 37: Suradech Prapairat; S. 38: Viktor1; S. 39: Alex Staroseltsev; S. 40: supparsorn, Alexey Laputin; S. 41: Jiri Hera, CGissemann; S. 42: Tanya Sid; S. 43: picturepartners, Misha Beliy; S. 44: spline_x, kazmulka; S. 46: MaraZe; S. 48: hlphoto; S. 49: Dionisvera, mayakova; S. 50: Gita Kulinitch Studio, Tobik; S. 51: focal point, Volosina; S. 52: Artem Samokhvalov, Madlen; S. 53: Ruttawee Jai, Luisa Puccini; S. 54: Beautyimage, Kati Molin, Tanya Sid; S. 55: Nik Merkulov, Ilya Chalyuk; S. 56: Szasz-Fabian Ilka Erika, andia; S. 54: verca; S. 87: dianavulpes; S. 102: Valentyn Volkov; S. 131: Little_Desire; S. 143: Patrick Civello; S. 146: Oksana Mizina; S. 163: vadimmmus

DIE ATTRAKTIVE NAHRUNGSERGÄNZUNG
DIE GENAU ZU IHNEN PASST.

Für alle, die mehr für die eigene Schönheit und Gesundheit tun wollen:
Hier ist der HealthCube!

Das kosmetische Nahrungsergänzungsmittel der Zukunft mit den perfekt kombinierten Inhaltsstoffen der HealthCube-Formel für die Schönheit von innen. Abgerundet mit wichtigen Vitaminen, Mineralstoffen und Omega-3-Fettsäuren für den täglichen Bedarf. Alles nach dem ALL IN ONE+ Prinzip.

Mehr entdecken auf www.healthcube.de

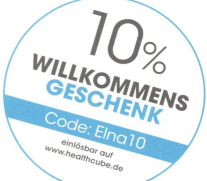
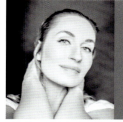

> „Bei mir ist keine Woche gleich, ich reise viel und habe wechselnde Arbeitszeiten. Damit ich da nicht aus der Balance komme, versorgt mich das ALL IN ONE+ Konzept von HealthCube mit einem täglichen Fundament an Vitaminen, Mineralstoffen und Omega-3-Fettsäuren. So fühle ich mich bestens gewappnet für neue Abenteuer – und das sieht man mir an!
>
> **Elna-Margret Prinzessin zu Bentheim und Steinfurt**

© Max Sonnenschein

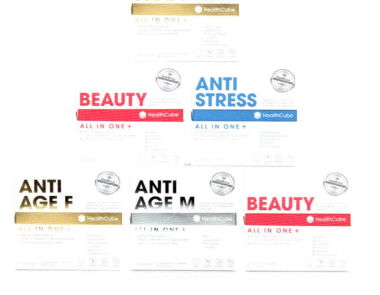

ANTI AGE F
FÜR FRAUEN
+ Schutz vor oxidativem Stress
+ Erhalt des Bindegewebes
+ Kollagenbildung

ANTI AGE M
FÜR MÄNNER
+ Testosteronspiegel
+ Energiestoffwechsel
+ Muskelfunktion

BEAUTY
+ Haut
+ Haare & Nägel
+ Haarpigmentierung

ANTI STRESS
+ Verringerung von Ermüdung
+ Verringerung von Müdigkeit
+ Geistige Leistung

MEIN SÜSSES LEBEN OHNE ZUCKER

GESUND UND GLÜCKLICH IN 7 WOCHEN

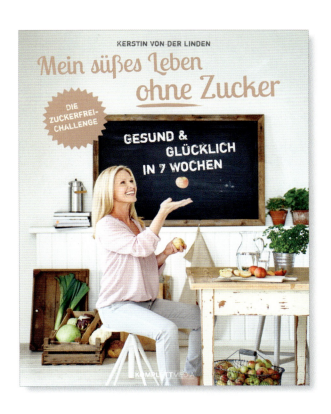

Kerstin von der Linden zeigt in sieben Wochen ihren Weg, vom Industriezucker loszukommen – Höhen und Tiefen inklusive. Dabei beschäftigt sich die Journalistin, Bloggerin und Zwillingsmutter mit dem neusten Stand der Wissenschaft. Kohlenhydrate raus bei zuckerfreier Ernährung? Nicht, wenn man einen kleinen Trick beachtet. Zuckerfrei ist immer gleich fad? Nicht mit einfachen Rezepten, die auch bei wenig Zeit schnell zubereitet sind. Und wie kann eigentlich die Familie ohne Süßigkeiten überleben? So viel sei gesagt: Es funktioniert und alle sind wohl auf! Außerdem liefert das Zucker-ABC Fakten zum Industriezucker, wo er versteckt enthalten ist und ob angesagte Alternativen wie Kokosblütenzucker wirklich etwas taugen. Dazu als Beilage die wichtigste Portion: Humor!

240 Seiten
ISBN: 978-3-8312-0438-0
Preis: 22,99 €

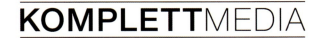

KOMPLETTMEDIA

ANTI AGING FOOD

#EATWHATMAKESYOUGLOW

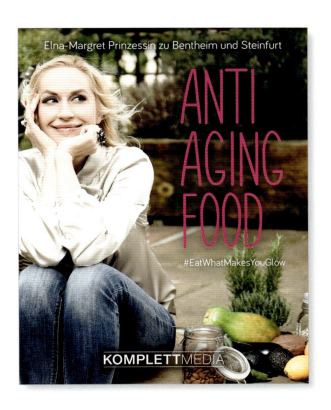

Avocados beugen Hautflecken vor.
Heidelbeeren unterstützen den
Kollagenaufbau. Mandeln straffen das
Gewebe von innen. Das so genannte
Anti Aging Food kann durchaus mit
teuren Hightech-Cremes mithalten.
Es liefert der Haut wichtige Nährstoffe,
die den Alterungsprozess verlangsamen.
Diese Methode ist im Gegensatz zu
Schönheitsoperationen günstig und
schmerzfrei. Dieses Buch stellt die besten
Lebensmittel und ihre Wirkungsweise
vor. Darüber hinaus enthält es tolle
Rezepte mit Beauty-Foods, die den
Hautstoffwechsel anregen und für ein
glattes Hautbild sorgen.

180 Seiten
ISBN: 978-3-8312-0431-1
Preis: 22,99 €

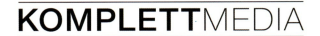